创伤、疤痕与问题皮肤治疗

——理论与实践

李红艳　丁利营　主编

天津出版传媒集团

天津科学技术出版社

图书在版编目（CIP）数据

创伤、疤痕与问题皮肤治疗 ： 理论与实践 / 李红艳，
丁利营主编. -- 天津 ： 天津科学技术出版社，2024.4
ISBN 978-7-5742-1964-9

Ⅰ．①创… Ⅱ．①李… ②丁… Ⅲ．①瘢疤－治疗
Ⅳ．①R625.9

中国国家版本馆CIP数据核字(2024)第079087号

创伤、疤痕与问题皮肤治疗：理论与实践
CHUANGSHANG BAHEN YU WENTI PIFU ZHILIAO: LILUN YU SHIJIAN

责任编辑：张　跃

责任印制：兰　毅

出　　版：**天津出版传媒集团**
　　　　　天津科学技术出版社

地　　址：天津市西康路 35 号

邮　　编：300051

电　　话：（022）23332399

网　　址：www.tjkjcbs.com.cn

发　　行：新华书店经销

印　　刷：济南靓彩印务有限公司

开本 710×1000　1/16　印张12.25　字数 180 000
2024年4月第1版第1次印刷
定价：88.00元

本书编委会

主　编：李红艳　丁利营

副主编（按姓氏首字母拼音排序）：

　　　　陈珮姗　董云生　祁晓烨　张春梅

编　委（按姓氏首字母拼音排序）：

　　　　曹洪娜　崔赛楠　丁　军　胡　静

　　　　韩　垒　胡立志　黄俊凯　何云姣

　　　　康　超　芦　娜　刘俊杰　刘美玲

　　　　刘晓洁　李俊明　李　琳　孟冬梅

　　　　石　巍　王　彬　王　晋　王　琳

　　　　吴　桐　万　园　吴　郑　邢卫斌

　　　　杨婷婷　张　琳　张　俊　张丽红

　　　　张文杰　郑晓峰　周　雯

序 言

皮肤作为人体面积最大的器官，是人体应对外界刺激的第一道防线，在机体保护、体温调节、感知以及代谢等方面发挥着重要的作用。但是各种因素，如外伤、疾病以及紫外线等外界刺激可导致皮肤创面、疤痕、痤疮以及敏感等问题的出现，破坏皮肤的正常生理功能，严重影响人们生活质量。因此，认真研究与探索皮肤相关基础理论与疾病治疗经验，对于提高皮肤相关疾病治疗水平，减轻患者痛苦，提高治愈率与治疗效率，促进患者身心健康有着非常重要的意义。

在社会经济高速发展的21世纪，随着现代生活方式的改变与信息传播的多元化，人们对健康的要求也日益提升。帮助患者解决皮肤疾病问题，提升患者的工作与生活品质是医生义不容辞的事。在这一时代背景下，《创伤、疤痕与问题皮肤治疗——理论与实践》一书应运而生。

本书涵盖了创面愈合，疤痕预防与治疗，皮肤问题中的敏感与痤疮，从基础理论、产品现状与合规化要求、治疗方案多角度进行立体化阐述，并结合相关临床案例，把解决相关皮肤问题的详细方案呈现给广大读者，且前瞻性地给予长期的皮肤问题管理建议或未来展望。本书在涵盖了四种皮肤问题基础理论与临床治疗方案以外，还独特地对产品以及产品的合规化要求进行阐述，为读者提供从基础理论到治疗实践的指导。

本书主编李红艳博士、丁利营高工潜心创面愈合、疤痕预防与治疗、问题皮肤护理与美容相关产品的开发与临床研究18年，在医疗器械产品及护肤品研发方面倾注了全部的精力与心血，将产品研发与临床实践紧密结合，形成了创面、疤痕、皮肤护理方面问题的系列解决方案，并取得了卓越的成就。本书中，作者团队结合理论基础，无私地分享了其长期积累的宝贵产品经验与治疗技术，体现了医疗从业者应有的担当与责任。

相信此书可以为广大读者提供有益的帮助和指引。

张理涛

2024年元月

前 言

　　我国人口众多，每年因各种因素所导致的皮肤相关疾病繁多，治疗需求巨大。本书在借鉴国内外皮肤疾病治疗产品与技术的基础上，专门从基础理论到实践实操加以介绍，并将笔者在创面愈合、疤痕预防与治疗以及问题皮肤解决方面，从事18年研究所积累的理论知识、产品开发与临床实践经验与读者共享，以更好地为促进人类皮肤健康发展贡献力量。

　　本书共分为5章：第1章皮肤基础概论，综述了皮肤的结构与生理功能，深入浅出地阐述了皮肤相关理论知识；第2章伤口及其治疗技术，介绍了伤口基础理论、愈合方式与影响因素，并涵盖了产品现状与合规化管理，以及几种常见伤口的治疗方法；第3章疤痕及其治疗技术，介绍了疤痕基础理论、诊断与评估、预防与治疗，并着重介绍了外用产品现状与合规化要求，以及按照笔者对疤痕分类的临床案例，涵盖了笔者在疤痕方面独特的护创防疤理念、精细化护理与疤痕管理方案；第4章就敏感性皮肤的护理和治疗技术，介绍了敏感性皮肤的基础理论以及检测和诊断方法，并着重介绍了产品现状和合规化要求，涵盖了独特的护理方法和临床案例；第5章痤疮及其治疗技术，介绍了痤疮的基础理论、分类与诊断，并着重介绍了痤疮护理与护肤产品现状以及治疗方法与临床案例。

　　衷心感谢参与这部学术专著撰写的所有专家教授，感谢为这部专著顺利出版而付出辛勤劳动的出版社编辑和其他相关工作人员。由于经验有限，参与这部专著撰写的专家较多，加之在写作风格上存在一定的差异，书中难免存在不足之处，恳请读者提出批评建议，以利后续进一步改进。

李红艳　丁利营

2024年1月

目 录

第 1 章

皮肤基础理论

1.1　皮肤的正常结构

　　成年人全身皮肤面积约为 1.5~2.0 m², 总质量约占体重的 16%, 是人体最大的器官。皮肤 (不包括皮下组织) 的厚度为 0.5~4 mm, 存在较大的部位差异, 其中眼睑、外阴与乳房部位的皮肤厚度最薄, 约为 0.5 mm, 而掌跖部位皮肤最厚, 可达 3~4 mm。皮肤覆盖在人体表面, 是人体的第一道保护防线, 可保护机体免受外来机械性、物理性、化学性和生物性不良因素的侵袭; 皮肤可通过浅层血管的收缩、舒张以及汗液蒸发调节水分流失; 限制环境中外源污染物的吸收, 如黑色素细胞产生的黑色素可以最大限度地减少太阳紫外线引起的损伤; 皮脂腺和汗腺可产生多种具有抑菌作用的脂类混合物发挥抗菌作用, 从而防止微生物感染[1-3]。皮肤也是一个感觉器官, 分布于皮肤表面的感觉神经末梢和感受器, 可感知外界各种刺激, 引起相应的神经反射, 使人体产生冷、热、触、痛、痒等感觉。人体皮肤的组织结构由外向内可分为三层, 即表皮、真皮和皮下组织 (图 1.1)[4,5], 同时还附带有毛囊、毛发、汗腺、皮脂腺及指 (趾) 甲等附属器官[6]。另外, 皮肤还含有丰富的神经、血管、淋巴管及肌肉组织。根据皮肤的结构特点, 可将其大致分为有毛的薄皮肤和无毛的厚皮肤两种类型, 前者被覆于身体大部分区域, 后者分布于掌跖和指 (趾) 屈侧面, 具有较深厚的沟嵴, 能耐受较强的机械性摩擦[7]。

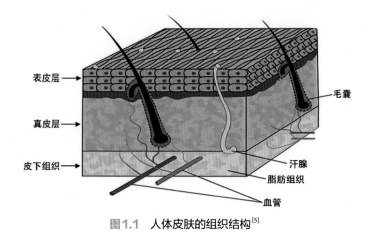

图1.1　人体皮肤的组织结构[5]

1.1.1　表皮层

表皮处于皮肤的最外层，决定皮肤的原始外观状态，如干燥或柔润、黝黑或白净等，厚度约为0.1~0.3 mm，由多层各种大小不同的鳞片状上皮细胞所组成，主要由角质形成细胞、黑色素细胞、朗格汉斯细胞和梅克尔细胞等构成，这些细胞由表皮的最里层（基底层）发育而来[8-10]。基底层细胞分裂产生的新细胞，逐列向上移行至表皮的最外层，在向上移行过程中，其大小、形态均发生了变化，从内到外依次为基底层、棘层、颗粒层、透明层和角质层[11]。

基底层位于表皮的最底层，由一层未分化的角质形成细胞组成。基底层细胞为柱状或立方形的基底细胞，通常排列整齐呈栅栏状，其长轴与表皮和真皮之间的交界线垂直[12]。基底层细胞通过精准调控其分裂、分化过程逐渐成熟为角质层细胞，并最终由皮肤表面脱落。正常情况下，约30%的基底层细胞处于核分裂期，并形成角质形成细胞有序上移，由基底层移行至颗粒层约需14天，再经14天移行至角质层表面并完成脱落，整个过程称为表皮通过时间或更替时间[13,14]。此外，基底层还可能存在具有长期增殖及分化潜能的表皮干细胞，用于维持表皮持续更新的能力[14]。

棘层由4~8层多角形细胞组成，细胞较大，有许多棘状突起，细胞核呈圆形，细胞间桥明显而且呈棘刺状，该层可产生角蛋白1和角蛋白10并维持上皮结构的完整性。最底层的棘细胞也有分裂能力，越向表层推移，其细胞形态越扁平。基底层和棘层又被称为生发层，此层细胞具有分裂、增殖能力，其分裂比较活跃，可不断产生新的细胞并向浅层推移，以补充衰老脱落的角质形成细胞，与皮肤自我修复、创伤修复及疤痕形成密切相关[15~17]。

颗粒层由 1~3 层扁平或梭形的细胞构成，细胞内含有透明角质颗粒（即富含组氨酸残基的蛋白和角蛋白），越靠近角质层，胞内颗粒越大，数量越多。正常皮肤颗粒层与角质层的厚度呈正比。

透明层位于角质层之下，由 3~5 层死亡的角质形成细胞组成，因其镜下外观半透明而得名。细胞核和细胞器已经退化，细胞质内充满角蛋白丝，其超微结构与角质层相似，具有屏障作用，能够防水和防止电解质通过。透明层只存在于手掌和足趾的厚表皮处[18]。

角质层是表皮的最外层，由 5~15 层细胞核和细胞器消失的角质细胞及细胞间脂质构成，其结构可形象地称为"砖墙结构"[18]。角质层还是皮肤细胞生命周期的最终产物，由皮肤的基底层细胞通过有规律的生长代谢周期和一个精细协调的终末分化途径演变而来[19]。角质层是身体与外部环境接触的第一道防线，是一张复杂的多功能膜，用于保持水分、获得机械强度、选择性运输分子和抵御外界感染。角质层与皮肤锁水关系最为密切，含水量为 10%~20%，当其含水量低于 10% 时，皮肤会出现干燥、脱屑等现象；正常情况下，角质层经皮水分流失量为 2~5 g/(h·cm^2)，当该层受到破坏时，水分流失就会增加[20]。

1.1.2　真皮层

真皮层位于表皮层下方，通过基底膜与表皮基底层细胞相嵌合形成紧密连接，对表皮起支撑作用[20]。真皮层在组织学上属于不规则的致密结缔组织，由纤维、基质和细胞成分组成，且以纤维成分为主，纤维之间有少量基质和细胞成分。真皮结构从上至下可分为乳头层和网状层，但是两者之间并无明确界限。乳头层较薄，纤维细密，为凸向表皮底部的乳头状隆起，与表皮突呈犬牙交错样连接，内含丰富的毛细血管和毛细淋巴管，还有游离神经末梢和囊状神经小体。网状层较厚，位于乳头层下方，粗大的胶原纤维交织成网，较大的血管、淋巴管和神经穿行其中[21, 22]。在纤维组成中主要包括胶原纤维、弹力纤维以及网状纤维，其中胶原纤维是真皮中主要的纤维组分，约占真皮干基质质量分数的75%，体积分数的18%~30%，呈波浪状的束带（胶原纤维束）[20, 23]。胶原纤维韧性大，抗拉力强，但缺乏弹性，胶原纤维束纵横交错，与皮肤表面呈平行排列；弹力纤维则由弹力蛋白和微原纤维构成，较胶原纤维细，直径为1~3 μm，呈波浪状，相互交织成网，缠绕在胶原纤维束之间，对皮肤的弹性和张力起着重要的作用，其性能改变会导致皮肤松弛，出现皱纹；而网状纤维并非独立的纤维成分，仅是未成熟的纤细胶原纤维，主要分布在乳头层及皮肤附属器、血管和神经周围[24~26]。胶原纤维、网状纤维以及弹力纤维之间相互交错形成网状结构，共同维持皮肤的弹性与韧性。真皮层内细胞则主要包括成纤维细胞、巨噬细胞、肥大细胞等[27]；基质则由多种结构性糖蛋白、蛋白多糖和糖胺聚糖构成，为填充于纤维、纤维束间隙和细胞间的无定形物质，对保持皮肤水分有重要作用[4]。

1.1.3　皮下组织

皮下组织又称皮下脂肪层，是人体最大的组织之一，由脂肪小叶及小叶间隔所组成[28]，是人体内最大的储能库，可储存脂溶性维生素及其衍生物，起到减震器的作用，有助于分散力量或压力，以减轻对下层器官的损害。同时，参与体温调节，保护身体免受过热、过冷或机械因素的伤害[29]。此外，还具有分泌多种细胞因子的能力，参与激素调节[30]。皮下组织几乎遍布全身，除眼睑、近端甲皱襞、阴茎、阴囊和除耳垂外的整个外耳耳廓，在太阳穴、脸颊、下颌、鼻子、腹部、臀部和大腿以及眶下区域较为突出，在手掌和脚底较厚[31]。年龄、性别和生活方式对皮下组织的分布和密度也同样存在着重要的影响作用[32]。

1.1.4　附属器

皮肤附属器包括毛发、毛囊、汗腺、皮脂腺与指（趾）甲等。毛发由角化的角朊细胞所构成，全身皮肤除掌跖、指（趾）末节伸侧、唇红、龟头、包皮内侧及阴蒂外均有毛发[33]。根据有无髓和有无黑色素，毛发可分为毳毛、软毛与硬毛[34]。毳毛无毛髓和黑色素，胎生期末期即脱落；软毛有黑色素但无髓，广泛地分布在皮肤各部；而硬毛既含黑色素又有毛髓，只分布在头部、腋窝和阴部[35]。毛发性状与遗传、健康状况、激素水平、药物和气候等因素有关。各部位的毛发并非同时生长或脱落，全部毛发中约80%处于生长期[36]。

毛囊位于真皮和皮下组织中，由上皮细胞和结缔组织构成，是毛发生长所必需的结构，可分为三部分，最上部为毛囊漏斗部，中间为毛囊峡部，立毛肌附着点以下为毛囊下部[37]。毛囊由内外毛根鞘及结缔组织鞘所构成，毛根鞘起源于表皮，结缔组织鞘起源于真皮。所有毛囊的活动均呈周期性，主要包括生长期、退行期和休止期。休止期时毛囊下部消失，被波纹状纤维性结缔组织所代替，毛囊下部随不同生长周期而变化，而毛囊漏斗和毛囊峡部则基本上无变化。

皮脂腺是一种全浆分泌腺，没有腺腔，是一种可产生脂质的器官，属泡状腺体，结构基本相同，即由腺体及导管两部分组成[38]。皮脂腺与毛囊关系密切，皮脂腺导管大多数开口于毛囊漏斗部，而少数皮脂腺与毛囊无关，直接开口于皮肤或黏膜的表面。皮脂腺分布广泛，存在于掌跖和指（趾）屈侧以外的全身皮肤上，其中头面及胸背上部等处皮脂腺较多，称为皮脂溢出部位。皮脂腺也有生长周期，但与毛囊生长周期无关。皮脂腺的发育及分泌活动主要受雄激素的影响，不直接受神经的支配。青春期体内激素水平分泌旺盛，因此面部皮脂分泌较多。随着年龄的增长，激素水平逐渐下降，皮脂腺逐渐萎缩，皮脂分泌量日渐减少，因而很多油性肌肤慢慢转为干性肌肤[39]。

根据结构与功能的不同，汗腺分为小汗腺和顶泌汗腺。小汗腺为单曲管状管，由盘曲的分泌腺、盘曲的真皮导管、垂直的真皮导管及螺旋形表皮内导管所组成，受交感神经系统支配，神经介质为乙酰胆碱，其遍布除唇红、鼓膜、甲床、乳头、包皮内侧、龟头、小阴唇及阴蒂外的全身部位[40]。顶泌汗腺属大管状腺体，主要分布在腋窝、乳晕、脐周、肛周、包皮、阴阜和小阴唇等部位，且腺细胞形态不一，随其分泌活动而改变，大致有圆柱形、立方形和扁平形三种，因分泌时细胞质顶端脱落至管腔内，所以称为顶浆分泌。顶泌汗腺的分泌主要受到性激素影响，青春期分泌旺盛，也受交感神经系统支配，但神经介质为去甲肾上腺素。

指（趾）甲由多层紧密的角化细胞构成。外露部分称为甲板，由角化的细胞组成，甲板周围皮肤称为甲廓，伸入近端皮肤中的部分则称为甲根。甲根是甲母质细胞所在的区域，是甲的生长区。近甲根处新月状淡色区称为甲半月，甲半月的远端是甲床与甲母的分界线。甲板下组织为甲床，在甲板的腹侧与甲床间有许多纵行的沟及嵴，使甲床和其下方真皮结缔组织与甲板牢固地粘连[41]。疾病、营养状况、环境和生活习惯的改变均可影响甲的形状和生长速度。

1.1.5 其他组织

皮肤其他组织包括神经、血管与肌肉等。皮肤中有丰富的神经，多分布在真皮和皮下组织中，可分为感觉神经和运动神经，如人们可以感受到冷、温、触、痛、压等，以及面部横纹肌均由相应的神经支配。神经系统由中枢神经系统和周围视神经系统所组成，其中，周围神经系统包括感觉神经、运动神经以及自主神经。感觉神经在真皮深层和乳头下层分别形成神经丛，再上行进入乳头层，其末梢分布在真皮上层、乳头层和毛囊周围，负责痛觉感知[42]。自主神经包括交感神经的节后纤维，与感觉神经成为一个神经束，主要分布于汗腺、立毛肌、血管等组织或器官中[43]。血管主要分为动脉和静脉，且分别在真皮和皮下组织交界处形成两个血管网。皮肤中的毛细血管大多为连续型，由连续的内皮构成管壁，相邻的内皮细胞间有细胞连接，这种结构特点有助于皮肤发挥营养代谢和调节体温等作用[44]。皮肤的肌肉指皮肤内的肌组织，最常见的是立毛肌，由平滑肌纤维束构成，一端起自真皮的乳头层，另一端插入毛囊中部纤维鞘内，斜行附着在毛囊的隆起部分，收缩时出现小隆起，即俗称的"鸡皮疙瘩"[45]。

1.2 皮肤的生理功能

皮肤生理功能是指机体正常生理活动过程中皮肤发挥的作用，主要包括屏障功能、感觉功能、体温调节功能、代谢功能、免疫功能、吸收功能、分泌和排泄功能等，对维持机体的健康至关重要，同时机体情况异常也可通过皮肤反映出来。

1.2.1　屏障功能

皮肤屏障的结构基础由最表面的角质层、角质细胞间的脂类与天然保护因子组成，主要功能为阻止外界环境的侵害，有助于机体内稳态的维持[46]。健康的皮肤屏障能够防止皮肤水分、电解质、营养物质的丢失；对紫外线、电磁有屏蔽作用；防止各种有害的水溶性物质、有害气体入侵；阻止有害病毒、细菌的侵入，避免外界机械性损伤，同时具有再生和修复功能[47]。在人体天然屏障的保护下，人体的内在器官能够正常运作，使人类能够适应地球上不同地区的环境，繁衍生息。皮肤医学把屏障分为物理屏障、化学屏障、免疫屏障、生物屏障四个方面，它们相互支持和交叉发挥作用[48]。

1.物理屏障

狭义而言，皮肤屏障主要指物理屏障，由角质层与细胞间紧密连接共同构成。角质层最外层的2~3层细胞结构较为疏松，因此屏障作用稍弱，其余各层致密连接，屏障作用较强，它们共同形成一个完整的半通透膜。皮肤除了汗腺、皮脂腺的分泌和排泄，角质层水分蒸发和脱屑外，一般营养物质及电解质等都不能透过皮肤角质流失，从而起到良好的物理屏障作用[49]。角质层与屏障相关的主要成分是角蛋白及细胞间脂质。角蛋白是表皮角质形成细胞的主要结构蛋白，可调控角细胞的增殖、分化，影响皮肤"砖墙结构"完整性，进而影响皮肤屏障功能[50]。而在表皮细胞从基底层向角质层迁移过程中，脂质含量的变化，改善了角质细胞间的粘合力，增强了角质层的"锁水"能力，起到保湿作用。颗粒层中，脂质与角质细胞形成脂质双分子结构，阻止水分向外流失，并调节角质层中电解质的移动，从而发挥屏障功能。此外，角质形成细胞膜内外钙离子相对浓度差异在屏障修复过程中也发挥着重要的作用，主要依靠钙离子诱导角质形成细胞向角质层分化与增生、形成角化鞘以及合成表皮脂质，提高物理屏障功能[51]。而角质层以下的表皮物理屏障主要依靠细胞间紧密连接，参与形成皮肤的渗透屏障，实现营养物质的吸收、离子和水的双向运输[52]。因此，角质层结构坚韧，水分不易渗入，微生物及其他有害物质不易侵入，还可防止体内营养物质流失，是体表的天然屏障层。

2.化学屏障

化学屏障指皮肤黏膜分泌的某些化学物质所构成的屏障结构，具有抑制、杀灭病原微生物的作用。该屏障由皮肤分泌的油脂、汗液、脂质以及老化的角质细胞组成，共同维持皮肤呈弱酸性环境（pH 4.1~5.8），以保证皮肤结构的正常，并参与表皮分化与脱屑[53]。皮肤表面由抗菌特性的酸和蛋白质形成微酸性薄膜，可排斥细菌、过敏原和其他潜在污染物，并可防止真菌、细菌、病毒和其他可以穿透皮肤的黏性物质的侵入。皮肤化学屏障中还含有带正电荷的抗菌肽，具有高效的杀菌能力和广谱的抗菌活性，但在皮肤稳态时，这些抗菌肽以低浓度存在，而在损伤或疾病状态时则高水平表达，协助宿主防御[54]。此外，角质形成细胞产生的活性氧也具有抗菌活性，参与化学屏障构成，保护表皮[55]。因此，化学屏障对内保湿锁水，对外抵御刺激，让外界化学物质不易透过皮肤进入体内，与护肤、化妆密切相关。

3.免疫屏障

免疫屏障是防御异物进入机体或机体某一部位，从而发挥非特异性免疫功能的重要方面，被称为机体的"第一道防线"。其由多种细胞组成，包括表皮颗粒层中的朗格汉斯细胞，真皮乳头层中的肥大细胞、巨噬细胞、树突状细胞、T细胞等[29]。真皮层内则广泛分布着淋巴管网与毛细血管网，对外界异物产生适度的免疫反应以清除异物，也对内部的突变细胞进行免疫监视，保护机体防止癌症发生，以达到免疫的自稳性[56]。角质形成细胞与免疫细胞之间的相互作用对组织稳态和炎症过程也是至关重要的。角质形成细胞可生成可溶性免疫调节因子，参与调节T细胞或树突状细胞等免疫细胞的功能，发挥免疫防御作用[57]。

4.生物屏障

生物屏障是由寄居在皮肤和黏膜表面的正常菌群组成，通过与病原体竞争结合上皮细胞和营养物质的作用方式，或者通过分泌某些杀菌、抑菌物质产生屏障作用。皮肤上存在大量微生物，包括常驻菌群、暂住菌群、病毒、螨虫与节肢动物等，与皮肤表面的组织、细胞、分泌物、微环境等共同组成生态系统（即皮肤微生态），以发挥生物屏障的功能[58]。该系统具有生物群落组成的多样性与细菌相互作用的生态动力学效应，受年龄、遗传等内在因素与职业、生活方式等外在因素的影响，且个体与个体之间、个体本身存在差异性与多样性[59]。按个体皮肤类型的不同，可把皮肤微生态划分为三种：干性、油性和湿性，其中干性部位有前臂、手掌和臀部，油性部位有前额、背部和鼻翼，而湿性部位包括鼻孔、腹股沟、腋窝和脚趾。不同皮肤类型所涉及的菌种类型也存在差异性，在干性部位占优势的是变形菌门，在油性部位占优势的则是放线菌门，干性和湿性部位寄生的微生物种类比油性部位多，油性部位上的微生物种类较一致[58]。因此，皮肤微生态是具有复杂性的，通过达到平衡维持皮肤的正常外观和健康。

尽管皮肤微生态系统中微生物种类呈现多样性，但大致可分为常驻菌和外来菌两种，其中常驻菌通过以下方式抵御外来病原菌的入侵，发挥生物屏障功能：①直接分泌抗菌肽；②调控皮肤角质形成细胞释放抗菌肽；③分解角质细胞的碎屑或脂质，维持表皮的酸性环境；④激活角质形成细胞上的TLR-2信号通路，间接调节机体免疫反应。此外，微生物与皮肤的生物特性和皮肤屏障密切相关，具体体现在湿疹皮肤上金黄色葡萄球菌检出率较高；痤疮皮肤上痤疮丙酸杆菌菌株的数量增加；玫瑰痤疮和银屑病皮肤上毛囊蠕形螨的数量增加；而轻度的脂溢性皮炎皮肤上限制性马拉色菌增加；小鼠皮肤局部使用新霉素、聚合素或杆菌肽等抗生素治疗，能够对皮肤微生物群落组成产生巨大影响，更容易被金黄色葡萄球菌感染，从而破坏表皮屏障。

目前，皮肤微生态已成为美容护肤界关注的热点，其应用趋势主要包括：①在外用护肤品中加入益生元，主要为糖类，如菊粉、山梨醇、大豆低聚糖、木糖醇等，但也包括短链脂肪酸等非糖类成分，有选择性地让有益微生物增殖[60]；②适当使用益生菌进行皮肤疾病治疗，如使用痤疮丙酸杆菌中的有益菌株治疗痤疮，或者局部使用表皮葡萄球菌抑制金黄色葡萄球菌的繁殖[61]；在护肤品中应用较多的益生菌包括乳酸杆菌、双歧杆菌（二裂酵母）、线状透明颤菌、芽孢杆菌、嗜热链球菌等；③添加后生元，为益生菌的代谢产物和/或细胞壁组分，包括酶类、多肽类、磷壁酸、肽聚糖类、多糖类、膜蛋白以及维生素B族、有机酸等，可以帮助调节皮肤微生态，恢复皮肤健康[62]。

1.2.2　感觉功能

皮肤是人体主要的感觉器官之一，正常皮肤内分布着感觉神经及运动神经，其神经末梢和特殊感受器广泛地分布在表皮、真皮及皮下组织内，以感知体内外各种刺激，产生各种感觉，引起相应的神经反射，以维护机体健康[63]。正常皮肤内感觉神经末梢分为三种，即游离神经末梢、毛囊周围神经末梢网及特殊形状的囊状感受器。皮肤受到单一（触觉、压觉、痛觉等）或复合（潮湿、干燥、平滑等）刺激并作用于感受器，通过神经传导，经大脑分析、判断，做出有益于机体的反应[64]。

皮肤接受各种刺激后，可产生至少17种神经肽，主要由含有感觉神经C纤维的神经元产生，也可由角质形成细胞、巨噬细胞、血管内皮细胞等合成[65]。皮肤可感知不同类型的刺激，如机械性、物理性、化学性、生物性刺激，这些刺激均会在游离神经末梢、毛囊周围神经末梢网或特殊的囊状感受器内转换成动作电位并传递到中枢神经系统，但不同的感觉之间的传递途径是存在差异的[66]。例如，触觉和压觉通过腹侧脊髓丘脑径路，将神经冲动传至丘脑外侧腹核第三神经元处，而痛觉、温觉和痒觉则是经过前外侧脊髓丘脑径路，到达丘脑后外侧腹核处，终止于大脑中央后回皮质感觉中枢。此外，感觉和刺激的时间不一定是同步的，刺激未去除时感觉可以消退，称之为适应。例如，人对衣服的压觉在穿衣不久后即消失，但适应有一定的限度，超过限度适应现象就会消失。

1.2.3　体温调节功能

皮肤是热的不良导体，可维持体温的恒定，具有重要的体温调节作用。一方面，皮肤可通过遍布全身的外周温度感受器，感受外界环境温度的变化，并向下丘脑发送相应信息；另一方面，皮肤又可接受中枢信息，通过血管舒缩反应、寒战或出汗等反应对体温进行调节[67]。外界温度过高时，皮肤血管扩张，血流增多，汗腺分泌增强，以利散热，防止体温升高；外界气温降低时，交感神经兴奋，皮肤的毛细血管收缩，汗液分泌减少，有利于保温，不至于受寒或冻伤。体表周围空气的对流和传导作用，对体温的调节有一定意义。皮肤、皮下组织和肌肉等的温度称为表层温度，表层温度不稳定，各部位之间的差异较大。在环境温度为23℃时，人体足部皮肤温度为27℃，手部皮肤温度为30℃，躯干温度为32℃，额部温度为33℃~34℃，而四肢末梢皮肤温度最低，越接近躯干、头部的皮肤温度越高；当气温达32℃以上时，皮肤温度的差别将变小；在寒冷环境中，随着气温的下降，手、足的皮肤温度降低最显著，头部皮肤温度变动相对较小[68]。皮肤通过感知外界温度变化，调节血管以及汗腺功能，维持体温恒定。

1.2.4　代谢功能

与其他组织器官相比，皮肤的代谢功能具有特殊性，参与人体糖、蛋白质、脂类、水和电解质的代谢。皮肤中的糖主要为糖原、葡萄糖和黏多糖等，在真皮中黏多糖含量丰富，主要包括透明质酸、硫酸软骨素等，其合成及降解主要通过酶促反应完成[64]。皮肤中蛋白质包括纤维性和非纤维性蛋白质，前者包括角蛋白、胶原蛋白和弹性蛋白等，后者包括细胞内的核蛋白以及调节细胞代谢的各种酶类[69]。皮肤中还可检测到神经生长因子、白介素、干扰素等多种细胞因子和生长因子，与其相应的受体相结合，在皮肤感觉形成、免疫反应、创伤愈合、细胞增殖与分化等过程中起重要作用[70, 71]。皮肤中的脂类包括脂肪和类脂质，在表皮细胞分化的各阶段，其类脂质的组成有显著差异，如由基底层到角质层中胆固醇、脂肪酸、神经酰胺含量逐渐增多，而磷脂则逐渐减少。表皮中最丰富的必需脂肪酸为亚油酸和花生四烯酸，后者在日光作用下可合成维生素D，有活性的维生素D与其受体结合，调控一系列基因的表达，产生多种生物学效应，以维持骨钙平衡、维持毛发生长、调节免疫与抗老化等[72]。皮肤中的水分则主要分布于真皮内，当机体脱水时，皮肤可提供其水分的5%~7%，以维持循环血容量的稳定[73]。在皮下组织中贮存着各种电解质，对维持细胞间的晶体渗透压和细胞内外的酸碱平衡起着重要作用[74]。

1.2.5　免疫功能

皮肤既是人体与外界环境直接相连的组织器官，又与体内有密切联系，其结构和功能的特殊性，使其具有很强的非特异性免疫防御能力，是人体抵御外界环境有害物质的第一道防线[75]。因此，皮肤可看作是一个具有免疫功能并与全身免疫系统密切相关的外周淋巴器官。皮肤内免疫活性细胞主要有朗格汉斯细胞、淋巴细胞、巨噬细胞、肥大细胞等，分布在真皮浅层毛细血管的周围并相互作用，通过其合成的细胞因子相互调节，对免疫细胞的活化、游走、增殖、分化、诱导免疫应答、炎症损伤及创伤修复均有重要的作用[76]。角质形成细胞可以合成和分泌白介素、干扰素等细胞因子，同时还可通过表达主要组织相容性复合体（Mojor histocompatibility complex）MHC–Ⅱ类抗原、吞噬并粗加工抗原物质等方式参与抗原提呈。正常人表皮内淋巴细胞主要是朗格汉斯细胞，是重要的抗原提呈细胞，还有少量T淋巴细胞，而真皮内则以T淋巴细胞为主。皮肤免疫系统的体液成分包括细胞因子、免疫球蛋白、补体、抗微生物多肽、神经多肽等。皮肤中有20多种在天然免疫中起主要作用的抗微生物肽，包括抗菌肽、β–防御素、P物质与趋化因子等。抗菌肽对中性粒细胞、巨噬细胞和T淋巴细胞具有趋化作用，还可以刺激角质形成细胞释放一系列细胞因子，调节机体免疫能力[29]。皮肤通过免疫功能可有效地防御物理性、化学性、生物性有害物质对机体的刺激和侵袭，对人体适应周围环境，健康生长发育起到十分重要的作用。

1.2.6 吸收功能

皮肤有吸收外界物质的能力，称为经皮吸收。皮肤的主要吸收途径是渗透入角质层细胞，再经表皮其他各层到达真皮而被吸收；还可通过毛囊、皮脂腺和汗腺导管进行吸收[76]。皮肤的吸收能力与角质层的厚度、完整性、水合程度及通透性有关，且不同部位吸收能力存在差异性，按吸收能力强弱排列为：阴囊 > 前额 > 大腿屈侧 > 上臂屈侧 > 前臂 > 掌跖[20]。皮肤吸收能力还受被吸收物质的理化性质影响，水溶性物质不易被吸收，脂溶性物质则较易被吸收，也可吸收多种重金属，主要吸收途径为毛囊和皮脂腺。物质相对分子质量与皮肤吸收能力之间存在相关性，且在一定浓度范围内，物质浓度与皮肤吸收率呈正比。因此，皮肤吸收功能在维护身体健康方面不可或缺，并且是现代皮肤科外用药物治疗皮肤病的理论基础。例如，皮肤对粉剂和水溶液中的药物难吸收，霜剂少量吸收，而对软膏和硬膏可促进吸收，加入有机溶媒可显著提高脂溶性和水溶性药物的吸收[47]。基于皮肤吸收功能的特点，开发药物剂型和优化药物基质对提高药物透皮吸收具有明显促进作用。

1.2.7 分泌和排泄功能

皮肤的分泌和排泄主要通过汗腺和皮脂腺完成。小汗腺分泌汗液，具有散热降温、保护皮肤、排泄代谢产物等作用，其分泌和排泄受体内外温度、精神因素和饮食的影响。正常情况下小汗腺分泌的汗液无色透明，呈酸性（pH 为 4.5~5.5），而大量出汗时汗液碱性增强（pH7.0 左右）[77]。汗液中水分占 99%，其他成分包括无机离子、乳酸、尿素等仅占 1%。小汗腺的分泌对维持体内电解质平衡非常重要。青春期顶泌汗腺分泌旺盛，情绪激动和环境温度增高时，其分泌也增加。皮脂腺分泌皮脂，其中主要含有角鲨烯、蜡脂、甘油三酯及胆固醇酯等，这些成分在皮表形成脂质膜，起润滑皮肤和毛发的作用[78]。皮脂腺分泌受各种激素，如雄激素、孕激素、雌激素、糖皮质激素、垂体激素等的影响，其中雄激素可加快皮脂腺细胞的分裂，使其体积增大、皮脂合成增加，而雌激素可抑制内源性雄激素的产生或直接作用于皮脂腺，从而减少皮脂分泌[79]。

┃ 参考文献 ┃

[1] Gravitz L. Skin[J]. Nature, 2018, 563 (7732): S83.

[2] Ovaere P, Lippens S, Vandenabeele P, et al. The emerging roles of serine protease cascades in the epidermis[J]. Trends in Biochemical Sciences, 2009, 34 (9): 453~463.

[3] Hsu Y, Li L, Fuchs E. Emerging interactions between skin stem cells and their niches[J]. Nature Medicine, 2014, 20 (8): 847~856.

[4] Arda O, Göksügür N, Tüzün Y. Basic histological structure and functions of facial skin[J]. Clinics in Dermatology, 2014, 32 (1): 3~13.

[5] Keirouz A, Chung M, Kwon J, et al. 2D and 3D electrospinning technologies for the fabrication of nanofibrous scaffolds for skin tissue engineering: a review[J]. Nanomedicine and Nanobiotechnology, 2020, 12 (4): e1626.

[6] Harris-Tryon T, Grice E. Microbiota and maintenance of skin barrier function[J]. Science, 2022, 376 (6596): 940~945.

[7] Hoddinott C, Matthews J. Deformation of the nail following elastic band traction - a case report[J]. Journal of Hand Surgery, 1989, 14 (1): 23~24.

[8] Prost-Squarcioni C. Histology of skin and hair follicle[J]. Medecine Sciences, 2006, 22 (2): 131~137.

[9] Romani N, Lenz A, Glassel H, et al. Cultured human Langerhans cells resemble lymphoid dendritic cells in phenotype and function[J]. The Journal of Investigative Dermatology, 1989, 93 (5): 600~609.

[10] Morrison K, Miesegaes G, Lumpkin E, et al. Mammalian merkel cells are descended from the epidermal lineage[J]. Developmental Biology, 2009, 336 (1): 76~83.

[11] Blaydon D, Kelsell D. Defective channels lead to an impaired skin barrier[J]. Journal of Cell Science, 2014, 127 (20): 4343~4350.

[12] Yin H, Hu M, Li D. Regulation of epidermal stratification and development by basal keratinocytes[J]. Journal of Cellular Physiology, 2023, 238 (4): 742~748.

[13] Richardson R, Hammond N, Coulombe P, et al. Periderm prevents pathological epithelial adhesions during embryogenesis[J]. The Journal of Clinical Investigation, 2014, 124 (9): 3891~3900.

[14] Lechler T, Fuchs E J N. Asymmetric cell divisions promote stratification and differentiation of mammalian skin[J]. Nature, 2005, 437 (7056): 275~280.

[15] Yang J, Nam K, Kim S, et al. Arginine in the beginning of the 1A rod domain of the keratin 10 gene is the hot spot for the mutation in epidermolytic hyperkeratosis[J]. Journal of Dermatological Science, 1999, 19 (2): 126~133.

[16] Vaughan F, Bernstein I. Molecular aspects of control in epidermal differentiation[J]. Molecular Cellular Biochemistry, 1976, 12 (3): 171~179.

[17] Limandjaja G C, Broek L J, Waaijman T, et al. Increased epidermal thickness and abnormal

epidermal differentiation in keloid scars[J]. The British Journal of Dermatology, 2017, 176 (1): 116~126.

[18] Eckhart L, Lippens S, Tschachler E, et al. Cell death by cornification[J]. Biochimica et Biophysica Acta, 2013, 1833 (12): 3471~3480.

[19] Zinna R, GotohH, Kojima T, et al. Recent advances in understanding the mechanisms of sexually dimorphic plasticity: insights from beetle weapons and future directions[J]. Current Opinion in Insect Science, 2018, 25: 35~41.

[20] 董银卯, 孟宏, 马来记. 皮肤表观生理学 [M]. 北京: 化学工业出版社, 2018.

[21] Schulze E, Witt M, Fink T, et al. Immunohistochemical detection of human skin nerve fibers[J]. Acta Histochemica, 1997, 99 (3): 301~309.

[22] Stücker M, Struk A, Altmeyer P, et al. The cutaneous uptake of atmospheric oxygen contributes significantly to the oxygen supply of human dermis and epidermis[J]. The Journal of Physiology, 2002, 538: 985~994.

[23] Orgel J P R O, Antonio J D S, Antipova O. Molecular and structural mapping of collagen fibril interactions[J]. Connective Tissue Research, 2011, 52 (1): 2~17.

[24] Meigel W, Gay S, Weber L. Dermal architecture and collagen type distribution[J]. Archives for Dermatological Research, 1977, 259 (1): 1~10.

[25] Enna C, Dyer R. The histomorphology of the elastic tissue system in the skin of the human hand[J]. The Hand, 1979, 11 (2): 144~150.

[26] Marcos-Garcés V, Molina Aguilar P, Bea Serrano C, et al. Age-related dermal collagen changes during development, maturation and ageing- a morphometric and comparative study[J]. Journal of Anatomy, 2014, 225 (1): 98~108.

[27] Rippa A, Kalabusheva E, Vorotelyak E. Regeneration of dermis: scarring and cells involved[J]. Cells, 2019, 8 (6): 607.

[28] Frayn K, Karpe F. Regulation of human subcutaneous adipose tissue blood flow[J]. International Journal of Obesity, 2005, 38 (8): 1019~1026.

[29] Nguyen A, Soulika A. The dynamics of the skin's immune system[J]. International Journal of Molecular Sciences, 2019, 20 (8): 1811.

[30] Bourebaba L, Kępska M, Qasem B, et al. Sex hormone-binding globulin improves lipid metabolism and reduces inflammation in subcutaneous adipose tissue of metabolic syndrome-affected horses[J]. Frontiers in Molecular Biosciences, 2023, 10: 1214961.

[31] Avelar J. Regional distribution and behavior of the subcutaneous tissue concerning selection and indication for liposuction[J]. Aesthetic Plastic Surgery, 1989, 13 (3): 155~165.

[32] Kong M, Xu M, Zhou Y, et al. Assessing visceral obesity and abdominal adipose tissue distribution in healthy populations based on computed tomography: a large multicenter cross-sectional study[J]. Frontiers in Nutrition, 2022, 9: 871697.

[33] Wosicka H, Cal K. Targeting to the hair follicles: current status and potential[J]. Journal of

Dermatological Science, 2010, 57 (2): 83~89.

[34] Park A, Khan S. Rawnsley, hair biology: growth and pigmentation[J]. Facial Plastic Surgery Clinics of North America, 2018, 26 (4): 415~424.

[35] Paus R, Cotsarelis G. The biology of hair follicles[J]. The New England Journal of Medicine, 1999, 341 (7): 491~749.

[36] Mccarthy J, Seibel M. Physiologic hair growth[J]. Clinical Obstetrics Gynecology, 1991, 34 (4): 799~804.

[37] Schneider M, Schmidt-Ullrich R, Paus R. The hair follicle as a dynamic miniorgan[J]. Current Biology, 2009, 19 (3): R132~R142.

[38] Hosseini M, Koehler K, Shafiee A. Biofabrication of human skin with its appendages[J]. Advanced Healthcare Materials, 2022, 11 (22): e2201626.

[39] Clayton R, Göbel K, Niessen C, et al. Homeostasis of the sebaceous gland and mechanisms of acne pathogenesis[J]. The British Journal of Dermatology, 2019, 181 (4): 677~690.

[40] Li H, Chen L, Zhang M, et al. Three-dimensional culture and identification of human eccrine sweat glands in matrigel basement membrane matrix[J]. Cell Tissue Research, 2013, 354 (3): 897~902.

[41] Deberker D. Nail anatomy[J]. Clinics in Dermatology, 2013, 31 (5): 509~515.

[42] Weng T, Wu P, Zhang W, et al. Regeneration of skin appendages and nerves: current status and further challenges[J]. Journal of Translational Medicine, 2020, 18 (1): 53.

[43] Mano T, Iwase S, Toma S. Microneurography as a tool in clinical neurophysiology to investigate peripheral neural trafficin humans[J]. Clinical Neurophysiology, 2006, 117 (11): 2357~2384.

[44] Sheffield C, Sessler D, Hopf H, et al. Centrally and locally mediated thermoregulatory responses alter subcutaneous oxygen tension[J]. Wound Repair and Regeneration, 1996, 4 (3): 339~345.

[45] Torkamani N, Rufaut N, Jones L, et al. Beyond goosebumps: does the arrector pili muscle have a role in hair loss[J]? International Journal of Trichology, 2014, 6 (3): 88~94.

[46] Chambers E, Vukmanovic S M. Skin barrier immunity and ageing[J]. Immunology, 2020, 160 (2): 116~125.

[47] Dąbrowska A, Spano F, Derler S, et al. The relationship between skin function, barrier properties, and body-dependent factors[J]. Skin Research Technology, 2018, 24 (2): 165~174.

[48] Rittié L, Fisher G. Natural and sun-induced aging of human skin[J]. Cold Spring Harbor Perspectives in Medicine, 2015, 5 (1): a015370.

[49] Khavkin J, Ellis D. Aging skin: histology, physiology, and pathology[J]. Facial Plastic Surgery Clinics of North America, 2011, 19 (2): 229~234.

[50] Jia Y, Gan Y, He C, et al. The mechanism of skin lipids influencing skin status[J]. Journal of Dermatological Science, 2018, 89 (2): 112~119.

[51] Norlén L. Molecular skin barrier models and some central problems for the understanding of skin barrier structure and function[J]. Skin Pharmacology Applied Skin Physiology, 2003, 16 (4):

203~211.

[52] Jensen J, Proksch E. The skin's barrier[J]. Giornale Italiano di Dermatologia e Venereologia, 2009, 144 (6): 689~700.

[53] Proksch E. pH in nature, humans and skin[J]. The Journal of Dermatology, 2018, 45 (9): 1044~1052.

[54] Niyonsaba F, Nagaoka I, Ogawa H, et al. Multifunctional antimicrobial proteins and peptides: natural activators of immune systems[J]. Current Pharmaceutical Design, 2009, 15 (21): 2393~2413.

[55] Mdjaffri J. Reactive oxygen species and antioxidant system in selected skin disorders[J]. The Malaysian Journal of Medical Sciences, 2023, 30 (1): 7~20.

[56] Skabytska Y, Kaesler S, Volz T, et al. The role of innate immune signaling in the pathogenesis of atopic dermatitis and consequences for treatments[J]. Seminars in Immunopathology, 2016, 38 (1): 29-43.

[57] Chieosilapatham P, Kiatsurayanon C, Umehara Y, et al. Keratinocytes: innate immune cells in atopic dermatitis[J]. Clinical Experimental Immunology, 2021, 204 (3): 296~309.

[58] Grice E, Segre J. The skin microbiome[J]. Nature Reviews, 2011, 9 (4): 244~253.

[59] Callewaert C, Ravard K, Lebaron P. Skin microbiome and its interplay with the environment[J]. American Journal of Clinical Dermatology, 2020, 21: 4~11.

[60] Simmering R, Breves R. Nutrition for healthy skin[M]. Prebiotic Cosmetics, 2011.

[61] Ghazzewi F, Tester R. Effect of konjac glucomannan hydrolysates and probiotics on the growth of the skin bacterium Propionibacterium acnes in vitro[J]. International Journal of Cosmetic Science, 2010, 32 (2): 139~142.

[62] Vinderola G, Druart C, Gosálbez L, et al. Postbiotics in the medical field under the perspective of the ISAPP definition: scientific, regulatory, and marketing considerations[J]. Frontiers in Pharmacology, 2023, 14: 1239745.

[63] Owens D, Lumpkin E. Diversification and specialization of touch receptors in skin[J]. Cold Spring Harbor Perspectives in Medicine, 2014, 4 (6): a013656.

[64] 丁炎明. 伤口护理学[M]. 北京：人民卫生出版社, 2017.

[65] Marek-Jozefowicz L, Nedoszytko B, GrochockaM, et al. Molecular mechanisms of neurogenic inflammation of the skin[J]. International Journal of Molecular Sciences, 2023, 24 (5): 5001.

[66] Morrison I, Löken L, Olausson H. The skin as a social organ[J]. Experimental Brain Research, 2010, 204 (3): 305~314.

[67] Charkoudian N. Skin blood flow in adult human thermoregulation: how it works, when it does not, and why[J]. Mayo Clinic Proceedings, 2003, 78 (5): 603~612.

[68] Mündel T, Raman A, Schlader Z. Head temperature modulates thermal behavior in the cold in humans[J]. Temperature, 2016, 3 (2): 298~306.

[69] Solano F. Metabolism and functions of amino acids in the skin[J]. Advances in Experimental Medicine Biology, 2020, 1265: 187~199.

[70] Liu Z, Wu H, Huang S. Role of NGF and its receptors in wound healing[J]. Experimental Therapeutic Medicine, 2021, 21 (6): 599.

[71] Park J, Hwang S, Yoon I. Advanced growth factor delivery systems in wound management and skin regeneration[J]. Molecules, 2017, 22 (8): 1259.

[72] Bocheva G, Slominski R, Slominski A. The impact of vitamin D on skin aging[J]. International Journal of Molecular Sciences, 2021, 22 (16): 9097.

[73] Rajkumar J, Chandan N, Lio P, et al. The skin barrier and moisturization: function, disruption, and mechanisms of repair[J]. Skin Pharmacology Physiology, 2023, 36 (4): 174~185.

[74] Zheng Y, Sotoodian B, Lai W, et al. Buffering capacity of human skin layers: in vitro[J]. Skin Research and Technology, 2012, 18 (1):114~119

[75] Dimeglio P, Perera G, Nestle F. The multitasking organ: recent insights into skin immune function[J]. Immunity, 2011, 35 (6): 857~869.

[76] Kobayashi T, Naik S, Nagao K. Choreographing immunity in the skin epithelial barrier[J]. Immunity, 2019, 50 (3): 552~565.

[77] Kim M, Choi S, Byun H, et al. Comparison of sebum secretion, skin type, pH in humans with and without acne[J]. Archives of Dermatological Research, 2006, 298 (3): 113~119.

[78] Pappas A. Epidermal surface lipids[J]. Dermato-Endocrinology, 2009, 1 (2): 72~76.

[79] SlominskiA, Wortsman J, Paus R, et al. Skin as an endocrine organ: implications for its function [J]. Drug Discovery Today, 2008, 5 (2): 137~144.

第 2 章

伤口及其治疗技术

2.1 伤口基础理论

2.1.1 伤口概论

1. 伤口定义

伤口是指正常皮肤组织在外部因素（如外伤、手术、电流、化学物质、低温等）或内部因素（如血流供应障碍）作用下连续性遭到损伤。在医学领域，伤口也被称为"创伤"。这种损伤会导致皮肤完整性受到破坏和正常组织的丢失，也可能延伸到皮下组织甚至骨骼，损害其他结构，如肌腱、肌肉、血管、神经、实质器官等，同时也会影响皮肤的正常功能。

2. 伤口治疗的意义

伴随着社会发展，生活节奏加快，人口老龄化加剧，慢性疾病增多，意外伤害风险升高，创伤对我国居民健康和安全造成了一定威胁。根据医学数据显示，创伤是我国致死率排名第三的重大因素，仅次于脑卒中及冠心病[1]。据统计，20世纪90年代以来，每年约有80万人死于各类创伤，且存在不少于4000万人因不能自行愈合需要医治或急诊治疗，其中1000万人因创伤入院治疗，200万人因创伤造成各类器官功能障碍，50万人造成残疾[2, 3]。有学者预测，到2027年，我国用于创伤治疗或伤口护理的市场规模将达到40亿美元，且年复合增长率为10%[4]。由此可见，创伤给社会、家庭和个人带来了沉重的经济负担，同时对患者造成了严重的精神上和身体上的痛苦。所以，正确认识伤口，深化对伤口的认知，了解伤口愈合过程与调控机制，熟悉不同愈合方式与影响因素，有助于提高创伤救治，降低创伤危害。

2.1.2　伤口的分类

伤口分类是作为术后感染及其相关风险预测指标收集的重要数据点。了解伤口的分类，有助于医生更好地了解患者的伤情，制定相应的治疗方案，评估患者的预后[5]。伤口分类方法众多，可根据伤口愈合的时间、受伤的原因、受伤的程度和阶段、伤口受污染的状况以及伤口组织的颜色等进行分类。随着医学技术的不断发展和进步，创伤分类的标准和方式也在不断改进和完善，以提高救治效果和患者的生存率。临床上依据伤口愈合时间的长短，通常将伤口划分为急性伤口和慢性伤口。

1.急性伤口

皮肤和皮下组织完整性遭到破坏，并以及时、简单的方式愈合的伤口，或者是基于妥善处理没有并发症发生、可在短时间内愈合的伤口称为急性伤口[6]。急性伤口可通过有序的愈合过程达到皮肤结构和功能的完整[7]。急性伤口目前尚无统一的愈合时间标准，有学者认为愈合时间在2周内，愈合方式通常为I期愈合。临床急性伤口典型案例主要包括手术伤口、皮肤磨损、烧伤、刺伤等。急性伤口一旦形成，机体会迅速做出反应，启动愈合过程，应迅速做出伤口护理方案，以减少并发症发生，修复受损组织，恢复机体原有功能以减少疤痕形成。急性伤口处理得当，修复后组织多以原来的细胞为主，再修复过程迅速，功能恢复良好；如处理不当，可能会导致伤口感染或切口裂开，最终转变为色素沉着、疤痕愈合，甚至转为慢性伤口。

2.慢性伤口

由于血管生成不足、神经支配受损或细胞迁移受损、伤口感染、异物残留等不利因素导致伤口愈合过程受阻，造成部分愈合或完全停止的伤口称为慢性伤口[8]。慢性伤口愈合方式通常为Ⅱ期愈合。常见的慢性伤口主要包括动脉供血不足溃疡、糖尿病足溃疡（图2.1左）、压力性溃疡（图2.1右）和静脉性溃疡，以上占所有慢性伤口的70%。慢性伤口愈合周期长，长期的疼痛和治疗过程易导致患者意志力减弱，降低患者的生活质量，给患者带来沉重的经济负担，并为医疗保健系统和社会带来巨大成本[9]。因此，进行正确且有效的伤口护理与管理，对促进患者慢性伤口愈合、提高患者生活质量具有重要意义。

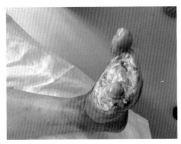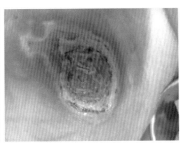

图2.1 糖尿病足溃疡（左）、压力性溃疡（右）

慢性伤口目前仍是一项医学难题。近年来，临床医生针对慢性伤口患者创面修复多采取常规消毒清创、换药配合抗感染治疗，但由于抗生素的滥用，其效果越来越差，伤口情况也越来越复杂。随着科技的进步，陆续出现了许多治疗方法，如负压封闭引流技术、新型敷料等，极大地提升了慢性伤口的治疗效果。但随着临床应用增多，其不足也显现出来，如创面封闭困难、治疗方法繁琐、敷料价格昂贵、患者身体痛苦增加等。新型治疗方法如超声波、冲击波、激光等的优势在于成本低廉且操作简便，无痛无创的方式使患者更易于接受；富血小板纤维蛋白、干细胞移植、多种细胞因子、人工智能等现代科学技术也是具有前景的治疗方法，但由于细胞治疗复杂、昂贵且耗时，用于临床治疗的报道不多，还有待进一步探究。

2.1.3 伤口愈合过程

创伤发生后，身体会启动一系列生物学反应，包括炎症反应、细胞增殖、组织重塑等，以修复和重建受损的组织，恢复皮肤的完整性和功能性。因此，为了促进伤口的愈合，需要提供适宜的条件，如保持清洁、避免感染、提供足够的营养等。伤口愈合发生在机体的所有组织和器官中，传统伤口愈合需要经历三个连续且重叠的时期，即炎症期、增殖期和重塑期[10]，任何一个时期的延长或受阻都将导致伤口修复出现问题。

当皮肤受到内外部因素影响形成创伤后，会出现发红、水肿、发热、疼痛等典型的炎症症状，伤口开始经历炎症期。炎症期通常分为两个独立的阶段，即早期炎症阶段和晚期炎症阶段。早期炎症阶段伴随着凝血和止血效应，在血小板聚集和纤维蛋白交联共同作用下使血肿和血凝块逐渐形成，发挥止血的作用。此外，血小板能通过释放化学诱导剂和生长因子，使转化生长因子β（Transforming growth factor-β，TGF-β）、趋化因子等细胞因子聚集，传递信号招募巨噬细胞、中性粒细胞等炎性细胞迁移到损伤部位[11]。巨噬细胞通过吞噬作用，有效清除坏死的组织碎片；而中性粒细胞作为炎性细胞的一种，在伤口处释放酶和自由基，这些物质能够杀灭不利于伤口恢复的微生物，如细菌和病毒，防止感染的发生。同时，中性粒细胞在自身凋亡分解后，会将其转运至细胞外形成黏液，达到自溶和清创的作用。晚期炎症阶段主要由巨噬细胞开展吞噬工作。单核细胞首先响应细胞外基质（Extracellular matrix，ECM）抵达伤口处并转化为组织巨噬细胞，负责合成和分泌组织形成和重塑需要的生长因子。此外，巨噬细胞还具有刺激血管生成、募集间充质细胞、促进基质产生等作用[12]。因此，当创面中的单核细胞和巨噬细胞数量过少，血管生成和成纤维细胞增殖及成熟延迟，出现伤口清除受阻的问题，从而导致严重的愈合障碍。

进入增殖期，伤口开始愈合。此时期通常在伤口产生的48小时后开始，并持续2~3周的时间，主要涉及成纤维细胞、内皮细胞和上皮细胞的参与，表现为肉芽组织的形成、血管重建、胶原蛋白的生成和重组以及表皮完整性的恢复。该阶段由3个不同的过程组成，即纤维增生、血管生成和上皮化。

①在纤维增生阶段，巨噬细胞、细胞因子和细胞外基质分子刺激成纤维细胞大量分泌和增殖，合成胶原蛋白和其他纤维蛋白，形成新的纤维组织。这些纤维组织

逐渐排列成束，填补创面[13]。大约在伤口开始愈合后的2~3周，胶原蛋白的含量达到最大值。此阶段标志着伤口愈合进入关键阶段，此时新形成的组织已经具备了一定的强度和稳定性，为后续的皮肤修复和重塑奠定了基础[14]。

②血管生成是伤口愈合过程中的一个重要环节。受到巨噬细胞和细胞因子的刺激，毛细血管紧随成纤维细胞进入伤口，从邻近创面的血管处生出新的毛细血管芽并延伸到创面内，这些毛细血管芽最终在末端分支并相互结合形成毛细血管网。随着毛细血管网的形成，血液开始在其中流动，为创面提供必要的营养和氧气，同时，有助于清除代谢废物和毒素。新生毛细血管、成纤维细胞、纤维组织和细胞外基质共同形成肉芽组织。肉芽组织的形成通常在受伤后的4天内出现，具有抵抗感染的能力，为上皮化提供支持，使新生皮肤细胞在创面上迁移和增殖，从而恢复皮肤的完整性和功能[7]。

③在上皮化阶段，上皮细胞逐渐开始从伤口边缘向中心迁移覆盖至伤口表面，形成新的皮肤组织。起初，伤口边缘的上皮细胞有丝分裂活性显著增加，且向伤口中心迁移，并会附着在底层临时的基质上。当前进的上皮细胞相遇时，迁移停止，基底膜开始形成。新的皮肤组织逐渐成熟，恢复皮肤的正常结构和功能。至成熟期后，上皮化过程基本完成，新的皮肤形成，且通常不会再次出现新的皮肤。在此阶段的伤口护理，需要注意提供湿性愈合环境以供上皮细胞迁移，从而促进肉芽组织的生长。

创面完全上皮化后，伤口被新生的上皮细胞完全覆盖，开始经历重塑期。作为创面愈合的最后阶段，重塑期负责新上皮的发育和疤痕组织的形成。细胞外基质的合成和肉芽组织的发育会从增殖期持续至重塑期，这一阶段自伤口形成后7天开始，可能会持续数月，甚至更长时间。随着细胞外基质的成熟，胶原纤维重新排列、直径增大，透明质酸和纤维蛋白降解，使新生结缔组织力量增强[15]。皮肤恢复后的最终强度取决于修复的部位及持续时间。一般来说，与未受伤的组织相比，胶原纤维可以恢复至原始强度的80%，而创面抗张强度随胶原量的增加而递增，保持胶原降解和合成之间的平衡有利于加速伤口愈合。在此过程还伴随以下反应：新生的皮肤上皮细胞持续分裂使表皮增厚，毛细血管数目减少使伤口周围局部颜色改变，色素细胞逐渐聚集，恢复至皮肤正常颜色。通常，在创面受损较轻、无感染现象发生的情况下，伤口能够通过自身修复能力完成愈合，并无疤痕出现，且不影响皮肤功能。反之，缺损严重的创面或因伤口感染导致的不良愈合都会演变为病理性疤痕，存在大量的成纤维细胞和胶原纤维的异常沉积，表现为凹陷性疤痕、增生性疤痕或疤痕疙瘩[15]。

2.1.4　伤口愈合的机制

如前所述，伤口愈合过程是一个复杂且连续的生理过程，涉及炎症因子、生长因子、多种细胞以及相关信号通路的相互作用，从而使破损组织恢复至具有或接近原始形态与功能的状态，是一个多因子、多细胞与多通路共同调控的过程。

1.相关炎症因子对创面修复的作用机制

在皮肤破损后，炎症因子可通过激活和趋化众多的免疫细胞、补体和抗体等向局部破损创面聚集，抑制或清除细菌，激活机体对创伤的免疫应答，促进皮肤创面组织的愈合，该环节是创面修复不可或缺的关键环节[16]。肿瘤坏死因子-α（Tumor necrosis factor-α，TNF-α）、白细胞介素（IL）-1和IL-6等是重要的炎症因子，对皮肤创面组织的修复具有重要的作用[17-19]。TNF-α可通过诱发多种炎症因子的表达、调节免疫功能和促进角质细胞的迁移与增殖等方式促进创面的愈合；在创面愈合过程中，IL-1可通过增强白细胞与内皮细胞的黏附，促使成纤维细胞增殖而发挥功能；IL-6通过激活机体的防御机制，预防感染并参与机体的炎症反应和免疫应答，限制机体的进一步损伤，起到促进创面组织愈合的作用。创面微环境中的炎性介质γ干扰素（Interferon γ，IFN-γ）、TNF-α和各种细胞因子等还可以通过细胞外基质调节间充质干细胞的归巢和迁移并到达创面周围，一旦间充质干细胞定位于伤口床后就能在创面愈合过程的不同阶段发挥作用，从而促进皮肤的愈合。由此可见，炎症因子可以通过促进细胞因子合成和释放、参与机体的免疫应答等多种途径发挥其广泛的生物学效应，进而促进皮肤创面组织的修复，是皮肤创面愈合过程中必不可少的要素。

2.相关生长因子对创面修复的作用机制

生长因子在皮肤创面愈合过程中，具有诱导和刺激受损组织细胞增殖、细胞外基质蛋白合成以及维持细胞存活等生物学效应，是促进受损创面愈合极其重要的蛋白类物质[20]。生长因子主要包括血小板源性生长因子（Platelet derived growth factor, PDGF）、成纤维细胞生长因子（Fibroblast growth factor, FGF）、表皮生长因子（Epidermal growth facter, EGF）、血管内皮生长因子（Vascular endothelial growth factor, VEGF）等[21]。PDGF是由血小板分泌的，主要是通过增强成纤维细胞、血管胶质细胞和平滑肌细胞的增殖和分化，促进受损组织的修复，是一种血清强有丝分裂原分子[22]；FGF在创面愈合和修复中扮演着至关重要的角色，不但可以诱导细胞的增殖和分化，而且还可以调控细胞的趋化和迁移，是一种促进成纤维细胞生长的多肽类活性物质[23]；EGF是一种非糖基化多肽，可促进表皮细胞、成纤维细胞和上皮细胞等多种组织细胞的增殖和分化，促使分化基因表达，加快组织创面修复，是一种多功能的生长因子[24]。

3.相关细胞对创面修复的作用机制

创面的修复是各种细胞不断分裂、增殖、迁移及分化，合成多种细胞外基质蛋白，促进新生血管的生成，使创面边缘向中心移行，最终促进创面愈合的过程[25]。T淋巴细胞、巨噬细胞、成纤维细胞、血小板和中性粒细胞等免疫细胞可参与调控创面损伤愈合的过程，促进皮肤创面周边基底细胞的增殖和趋化、局部血管收缩，促使新生肉芽组织和上皮组织的增生和分化，起到促进皮肤创面愈合的作用。T淋巴细胞调控创面愈合的机制与识别抗原并产生各种细胞因子的机制相关[26]；巨噬细胞可吞噬外源性异物及坏死组织并激活和释放各种细胞因子，调节受损创面的修复，是参与创面炎症期、细胞增殖期和组织重塑期的关键细胞[27]；成纤维细胞和内皮细胞等血管分化细胞不仅可通过合成和分泌胶原蛋白，还可通过促进新生毛细血管的生成，促进创面的收缩和重建[28, 29]；血管内皮细胞在创面愈合过程中逐渐增殖并形成新生血管，可进一步为成纤维细胞的增殖、胶原及肉芽组织的构建补给基础营养物质，为快速填充乃至闭合创面打好基础。皮肤伤口修复涉及多细胞的相互作用，在愈合过程中，T淋巴细胞、巨噬细胞、内皮细胞和成纤维细胞等细胞通过合成、分泌、吞噬及调节等生理功能发挥自身效应，完成对受损创面的修复。

4. 相关信号转导通路对创面修复的作用机制

信号转导通路在创面修复过程中有着极其重要的作用，可通过启动相关靶基因的转录与表达，调控机体多种生物学功能，完成其在受损创面愈合作用机制中的工作。Wnt/β–连环蛋白、磷脂酰肌醇3–激酶/蛋白激酶B（PI3K/AKT）、核因子–κB（NF-κB）等信号转导通路在皮肤受损愈合过程中有着不可或缺的作用[30-32]。Wnt/β–连环蛋白可通过活化Wnt靶基因的转录而下调β–连环蛋白的降解，参与表皮及真皮细胞的增殖，促进组织创面的愈合；PI3K/AKT通路通过调控细胞迁移、基因表达和物质代谢等生物学功能而促进细胞修复；NF-κB信号通路是在组织受损时，通过联通细胞内外效应从而调节靶基因的表达，进而调控细胞增殖、分化等生物学效应，加快创面修复的速度。

2.2 伤口愈合方式与影响因素

2.2.1 伤口愈合方式

伤口护理发展经历了漫长的过程。18世纪以前，伤口护理主要依靠经验，多使用自然物品。直至19世纪，微生物学家巴斯德使用干性敷料覆盖伤口，以保持伤口干燥，避免细菌感染，成为主要的伤口护理原则，开创了干性愈合的先河。在湿性愈合理论诞生前，干性愈合是临床医生处理伤口的主流方式，甚至至今仍被部分临床医生所使用。1962年，英国皇家医学会Winter博士在动物实验中证实：在湿性环境下，伤口愈合速度是传统干性环境下的2倍，自此拉开了湿性愈合的序幕，且湿性愈合护理方法逐渐成为慢性伤口护理的标准方法[27]，同时也推动了新型医用敷料的发展。

1. 干性愈合

采用自行愈合、贴创可贴、消毒包扎等处理伤口的方式属于干性愈合。通过干性愈合可为伤口提供干燥环境，有利于大气中氧气参与伤口愈合，以供细胞生长的各种生化反应所需。通过使用旧的棉织物，可以更好地吸收伤口渗出液，并提供物理保护，有助于伤口的愈合。这一发现对于传统敷料的发展和改进起到了重要的作用。尽管这种处理方式相对便捷、处理成本低，但换药频次高，愈合环境较差，容易导致结痂。此外，在更换敷料时也容易损伤创面，引发伤口疼痛，并且愈合速度较慢，易于继发感染。临床研究结果显示，干性伤口的再上皮化受损，会导致愈合反应延迟。通过此结果证实干性结痂组织形成的物理屏障是延迟愈合反应的重要因素[33, 34]。传统伤口处理方法在一定程度上具有优势，也是目前临床医生处理伤口的重要方式，但也存在较大的局限性。随着伤口愈合理论的进一步发展和成熟，现代医学已经提出了更加科学的"湿性愈合"处理方法，比传统的干性愈合速率更快，已逐渐取代了传统的干性愈合。

2. 湿性愈合

通常是指采用新型敷料营造伤口局部湿润环境的方法（图2.2），其目的在于促进肉芽组织生长和细胞的分裂增殖，从而缩短愈合时间，避免结痂和疼痛，并促进身体的恢复。这种方法适用于压疮、烧伤、瘘管等伤口的愈合。

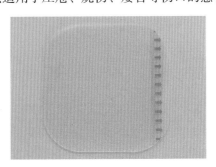

图2.2 湿性愈合敷料

潮湿环境在伤口愈合过程中可保持细胞内外液平衡，以防止细胞脱水，有利于维持细胞正常代谢和生长；增强血管生成和胶原蛋白合成以加速肉芽组织形成，促进伤口愈合；增加坏死组织和纤维蛋白的分解，促进坏死组织的清除和伤口的清洁，为愈合过程创造适宜的生理环境[35, 36]。此外，湿润表面对伤口处细胞的生物学行为以及蛋白等生物活性物质在伤口的驻留具有积极影响作用，如湿润表面可促进表皮细胞的迁移[37]，加快上皮化速度[38]，有助于伤口愈合。湿润环境还可延长蛋白酶和生长因子在伤口环境中停留，促进角质形成细胞增殖和成纤维细胞生长[39]，从而加速伤口修复过程。综上所述，湿性愈合对伤口愈合的促进作用是多方面的，有利于细胞的生长和修复，促进肉芽组织形成，减轻疼痛，改善伤口美观性，并且降低伤口感染的风险。

2.2.2 伤口愈合的影响因素

伤口愈合作为人体的正常生物学过程，由三个高度整合和重叠的阶段组成。这些阶段及其生物生理功能必须以适当的顺序在特定的时间发生。这个过程受多种因素影响，包括年龄、营养、原发性疾病、微环境、心理状态、感染等因素均会影响伤口愈合，这些因素会干扰该过程中的一个或多个阶段，从而导致伤口愈合延迟或不愈合。

1. 年 龄

年龄增加是伤口愈合受损的主要风险因素。临床和动物研究表明，伤口愈合的变化和延迟与年龄相关。随着年龄的增长，真皮细胞含量、血流量和淋巴引流、胶原蛋白含量和弹性下降，所有这些与年龄相关的变化都会导致皮肤伤口愈合的改变[40]。研究表明，老年人皮肤损伤后T淋巴细胞向伤口处的浸润延迟、巨噬细胞数量增加，其吞噬能力下降，导致伤口愈合过程延长[41]。在动物研究中证实，与年轻小鼠相比，老年小鼠的伤口再上皮化、胶原蛋白合成和血管生成显著延迟[42]。总体而言，愈合的每个阶段均展现出与年龄紧密相关的特征性变化，包括血小板聚集增强、炎症介质分泌增加、巨噬细胞和淋巴细胞浸润延迟、巨噬细胞功能受损、生长因子分泌减少、再上皮化延迟、血管生成和胶原沉积延迟、胶原重塑减少，一系列变化导致伤口愈合能力下降。

2. 营 养

长久以来，营养一直被认为是影响伤口愈合的一个非常重要的因素，营养不良或特定营养缺乏会对创伤和手术后的伤口愈合产生深远影响[43]，特别是蛋白质、碳水化合物、脂肪、维生素和微量元素是伤口成功愈合所必需的[44]。

蛋白质是影响创伤愈合的最重要的营养因子之一，其缺乏可抑制毛细血管形成、成纤维细胞增殖、蛋白聚糖和胶原蛋白合成，影响伤口重塑，也会影响免疫系统，导致白细胞吞噬作用降低和易感性增加，从而导致愈合受损。

碳水化合物与脂质是伤口愈合过程中的主要能量来源，在伤口愈合过程中，胶原蛋白的合成需要能量的支持[43]。葡萄糖作为细胞能量生成的主要燃料来源，为新生血管形成和沉积提供能量支持。脂质被用作外科手术或重症患者的营养支持，以帮助满足能量需求，同时影响伤口部位的促炎细胞因子产生，细胞代谢、基因表达和血管生成，在伤口愈合和组织再生期间充当信号传导剂，为伤口愈合和组织修复提供必要支撑[45]。

维生素种类繁多，在伤口愈合中作用是多方面的[44, 46]。维生素 C 缺乏导致胶原蛋白合成、成纤维细胞增殖与血管生成减少，免疫应答受损以及伤口的易感性与毛细血管脆性增加等，进而影响伤口愈合；维生素 A 缺乏会导致伤口愈合处抗氧化活性降低、成纤维细胞增殖减少，从而抑制胶原蛋白和透明质酸的合成以及基质金属蛋白酶（Matrix metalloproteinase，MMP）介导的细胞外基质降解；而维生素 E 缺乏会影响其抗氧化和抗炎特性，造成慢性伤口中疤痕过度形成。

研究表明，微量元素的存在也是伤口修复所必需的。镁作为酶辅因子参与蛋白质合成；锌是 RNA 和 DNA 聚合酶的辅因子，还具有转运维生素 A 的功能，其缺乏会导致伤口愈合过程受损；铁在脯氨酸和赖氨酸的羟基化过程中具有重要作用，严重的铁缺乏可导致胶原蛋白合成受阻。

伤口的营养需求非常复杂，复合营养支持将有利于急性和慢性伤口的愈合。

3.原发性疾病

多种全身性疾病的患者受伤或手术后可能出现伤口愈合并发症。其中一部分患者本身的疾病病理生理变化可能干扰伤口愈合，如糖尿病足溃疡等。

糖尿病个体人群较为容易发展为慢性非愈合性糖尿病足溃疡（Diabetic foot ulce,

DFU）。糖尿病患者体内的病理环境会抑制中性粒细胞功能，使T细胞免疫缺陷，白细胞趋化性、吞噬作用和杀菌能力缺陷，创面炎症反应弱，宿主免疫抵抗力降低，最终导致伤口感染的危险性增加[47]。此外，DFU总是伴随着长时间的低氧，这可能会使MMP水平增加、血管病理改变、血管生成和新血管形成受损，导致血流灌注和血管生成不足，直接导致肉芽组织形成与再上皮化过程受阻，最终达到难愈合情况。其他原发性疾病如尿毒症、高脂血症等均会影响伤口愈合。因此，积极控制原发性疾病对保证伤口愈合是必要的。

4. 微环境

皮肤创面微环境的稳态影响着创面愈合的进程，分为与伤口表面直接相连的外部微环境和伤口表面以下且与伤口相邻的内部微环境[28, 48~50]。

外部微环境包括水分、pH、温度、氧气、微生物等；如水分是伤口愈合中的一个关键因素，"湿性愈合"理论的提出，让人们得知保持伤口局部适当的湿度有利于细胞快速生长及生长因子的释放，愈合速度比干性环境下更快[51]；健康、完整的皮肤呈微弱的酸性，pH值在5.0~6.0之间，具有调节细菌菌群并抵抗外部化学物质的作用，是皮肤发挥屏障功能较为重要的因素[52]，但在伤口愈合不同阶段，其pH值存在差异性。在某些情况下，伤口部位pH值的变化可能会减缓伤口愈合过程，甚至导致并发症，因此进行密切监测，并采取合理有效措施保持适当的pH范围值是很重要的。

内部微环境指在愈合过程中发挥作用的细胞外环境，包括细胞和ECM，两者之间存在着动态且持续的双向作用，且外部环境间接影响着内部微环境[53, 54]。细胞是ECM中组分的来源，维持ECM微环境稳定，并参与ECM的更新和重建，ECM的主要成份包括胶原蛋白、黏多糖以及生物活性因子等，这些物质合成与分泌影响伤口愈合。ECM是皮肤细胞的支持结构与生存的微环境，参与细胞间的信息传递、储藏和调控生长因子及其他生物活性分子，参与和调控细胞的机械性和生理生化行为，完成伤口的愈合。

5.感染

感染对创伤皮肤再生修复构成巨大障碍，导致伤口局部炎性细胞大量增加，同时化脓菌释放毒素和酶，引发组织坏死、基质或胶原纤维溶解。这不仅加重局部组织损伤，也影响愈合。当伤口感染时，渗出物很多，进一步加大了局部伤口的张力，从而导致正在愈合或已缝合的伤口裂开，并可能致使感染扩散加重损伤。对于感染的伤口，不应该进行缝合处理，而是需要及早引流。只有在成功控制感染之后，才能进行修复操作。

6.心理状态

创伤本身是一种严重的心理生理反应，加之患者对伤口及其治疗愈合情况缺乏认知，外伤患者普遍存在焦虑、恐惧、抑郁等负面心理状态。这些负面心理状态会间接地影响机体免疫系统功能，并导致伤口愈合延迟。抑郁或焦虑情绪会引发糖皮质激素上调，改变正常细胞介导的免疫反应，延迟和破坏伤口愈合过程。

7.其他因素

药物、肥胖、饮酒、吸烟等因素也会影响伤口愈合过程[55, 56]。如化疗药物干扰凝血功能或血小板功能，糖皮质激素可抑制巨噬细胞功能，影响伤口愈合。对于接受减肥手术和非减肥手术的肥胖个体，前者伤口并发症的频率增加。临床证据和动物实验表明，暴露于酒精中会影响伤口愈合并增加感染的发生率，损伤后伤口感染率较高与急性酒精导致中性粒细胞募集和吞噬功能降低相关。在炎症阶段，吸烟导致伤口部位白细胞迁移受损、单核细胞和巨噬细胞数量减少和淋巴细胞功能受到抑制，进而影响伤口愈合。

多种全身性因素及伤口局部因素均对伤口的愈合有不同程度的影响。这些因素在伤口愈合过程的不同阶段发挥作用，了解它们对伤口愈合影响的精细机制是期望"有效地控制"伤口愈合的关键。这些因素之间并非相互排斥，单个或多个因素可能在任何一个或多个阶段中发挥作用，影响愈合过程的最终结果。

2.2.3　伤口愈合与疤痕的关系

皮肤伤口修复是一个复杂的动态调节过程，涉及一系列细胞、细胞因子、细胞外基质在时间和空间上有序的相互作用。如前所述，皮肤组织可分为表皮层、真皮层与皮下组织，受伤后，快速启动愈合，经过凝血、炎症、增殖与重塑阶段完成皮肤的愈合过程，其中任一阶段的异常变化都可能影响伤口愈合，最终形成病理性疤痕。因皮肤伤口严重程度不同，愈合速率与愈合后疤痕形成的程度存在差异性。浅层皮肤伤口累及表皮层或真皮层表层，未使皮肤附属器功能丧失，可快速促进表皮再生，达到愈合效果，通常伤口愈合后不产生疤痕，但会引起基底层黑色素细胞功能变化，产生色素沉淀或脱失。

深层皮肤伤口伤及全层皮肤，皮肤在受伤后纤维蛋白原凝集、血小板聚集，释放多种趋化因子和细胞因子启动炎症反应。在炎症初期，免疫细胞快速被募集到伤口部位，清除伤口床上入侵的微生物和受伤的组织。随后，炎症反应向引发愈合反应的抗炎特征倾斜，并快速完成。尽管早期炎症反应有利于伤口愈合，但多项研究显示，损伤后局部免疫细胞数量过度增加或炎性反应时间延长将引起损伤修复过程失调，最终导致伤口长期不愈合或病理性疤痕。

在伤口愈合的增殖阶段最显著的特征为成纤维细胞迁移、肉芽组织形成、血管再生以及再上皮化。在这个阶段血管生成，为伤口输送氧气和营养，促进成纤维细胞的增殖，且肉芽组织中存在的成纤维细胞激活，负责细胞外基质成分的合成和沉积，以及促进伤口收缩。在这个复杂的过程中，任何影响血管形成、细胞外基质沉积以及伤口收缩的因素出现，都可能会导致愈合异常，进而造成病理性疤痕的形成。

在组织重塑阶段，损伤激活的信号逐渐减弱。合成代谢与分解代谢渐趋平衡，内皮细胞、炎性细胞、成纤维细胞和肌成纤维细胞逐渐发生凋亡或从伤口处消失，胶原纤维逐渐成为排列整齐有序的胶原束，毛细血管闭塞，数量减少，疤痕逐渐退化。然而，在这个阶段出现细胞功能异常，引发胶原蛋白的合成与分解动态平衡发生紊乱，合成超过了分解的情况下，将导致胶原纤维的堆积和排列异常，从而引起疤痕增生。

综上所述，皮肤创面愈合与疤痕形成的调控相当复杂，在愈合过程中，涉及的细胞因子、基因表达、免疫因素等都影响着创面愈合和疤痕的形成。在这一过程中，细胞之间，细胞与细胞外基质之间，细胞、细胞外基质与细胞因子之间产生功能异常，将打破抗炎与促炎反应平衡。细胞外基质合成与分解动态平衡紊乱，导致疤痕胶原纤维的堆积和排列异常，从而引发病理性疤痕的形成。

2.3　伤口产品现状与合规化要求

2.3.1　产品现状

近年来，国内医疗资源日趋丰富，城乡基础医疗设施建设更加完备，居民生活水平稳步提高。随着现代伤口护理理论的发展，创面敷料的结构型式和功能也呈现多样化。在开展创伤护理治疗时，面对不同的临床使用情形，人们可以选择的创面敷料类型也更加多样化。医用敷料作为医疗器械的重要组成部分，其生产企业必须在多方面符合相应的质量管理体系的要求。就传统医用敷料产品而言，企业的技术优化趋势主要体现在生产环节的合规控制和效率提升上。就整个医用敷料行业而言，技术升级侧重于新型敷料产品的研发和生产。

进入21世纪后，材料学的飞速发展成为新型医用敷料行业技术发展的核心驱动力。面对严重的人口老龄化问题，美国、欧洲等新型敷料的主要消费地区在医疗用品方面的管理措施越来越严格，医疗机构期待更为先进的敷料产品可以帮助患者缩短住院时间、减少不必要的治疗项目。在此背景下，功能较少的传统敷料需求在逐步减少，而水胶体、水凝胶、泡沫敷料等新型产品的需求强势增长。

1. 产品分类

医用创面敷料是用于患者皮肤伤口覆盖和护理的一大类医疗器械产品。根据现行版《医疗器械分类目录》（国家食品药品监督管理局公告2017年第104号），创面敷料属于"14注输、护理和防护器械"分类子目录下的产品。按结构及组成、预期用途等的不同，可划分为"14-10-01创面敷贴""14-10-02创口贴""14-10-03粉末敷料""14-10-04凝胶敷料""14-10-05水胶体敷料""14-10-06纤维敷料""14-10-07泡沫敷料""14-10-08液体敷料、膏状敷料""14-10-09隔离敷料""14-10-10生物敷料""14-10-11碳纤维和活性炭敷料""14-10-12含壳聚糖敷料""14-10-13含银敷料"与"14-10-14胶原贴敷料"。

2.产品分布

从国家药品监督管理局公示信息来看，创面敷料类产品的生产更多集中在山东、江苏、浙江、湖北等省份，主要以第Ⅱ类产品居多，其次是第Ⅰ类创口贴产品，第Ⅲ类产品极少。在产品结构型式上，以敷贴型与凝胶型敷料居多，然后是液体敷料及其他型式。

2.3.2 合规化要求

近年来，随着现代医学及材料科学技术的快速发展，临床需求日趋多元化，创面敷料产品的注册申报数量持续增长，产品型式更新迭代速度加快，新型产品逐渐进入市场。在这样的背景下，为更好地促进创面敷料类产品产业的高质量发展和科学监管，规范该类产品的注册申报，国家药品监督管理局也在持续加强相关法规、标准及指导性文件的制定及发布。

1.产品类别要求

创面敷料产品的管理类别涵盖了第Ⅰ、Ⅱ、Ⅲ类医疗器械。随着《国家药品监督管理局关于调整〈医疗器械分类目录〉部分内容的公告》（2022年第25号）的发布实施，"14-10-08液体敷料、膏状敷料"中非无菌提供、通过在创面表面形成保护层，起物理屏障作用，用于小创口、擦伤、切割伤等浅表性创面及周围皮肤的护理的液体敷料、膏状敷料产品管理类别由第Ⅰ类调整为第Ⅱ类，至此管理类别为第Ⅰ类的创面敷料产品仅包括"14-10-02创口贴"中非无菌提供，用于小创口、擦伤、切割伤等浅表性创面的急救及临时性包扎的创口贴产品。按照第Ⅱ类医疗器械管理的创面敷料产品多用于非慢性创面的覆盖和护理，而用于慢性创面的覆盖和护理的创面敷料产品则按照第Ⅲ类医疗器械进行管理。

近年来企业申报产品中添加的成分种类愈加多样，产品适用范围越来越复杂，给产品的上市前审查工作带来了不小的压力和挑战。因此，为规范相关产品的注册（备案），加强分类管理，国家药品监督管理局先后于2021年4月15日和2022年11月14日发布了《国家药品监督管理局关于发布重组胶原蛋白类医疗产品分类界定原则的通告》（2021年第27号）、《国家药品监督管理局关于医用透明质酸钠产品管理类别的公告》（2022年第103号）文件，对重组胶原蛋白类医疗产品和医用透明质酸钠产品分类管理的有关事宜进行了公告。随后，国家药品监督管理局医疗器械标准管理中心于2023年8月4日发布了《关于征求〈医用敷料类产品分类界定指导原则（征求意见稿）〉意见的通知》，对包括创面敷料在内的医用敷料类产品分类界定要求公开征求意见。

同时，国家药品监督管理局医疗器械标准管理中心也于2023年6月14日发布了《医疗器械分类界定申请资料填报指南（试行）》文件，备案人/注册人如需申请对创面敷料产品开展分类界定的，可参照该文件填报分类界定申请。

2.产品备案及注册申报要求

依据《医疗器械监督管理条例》（国务院令第739号）及《医疗器械注册与备案管理办法》（国家市场监督管理总局令第47号）等文件要求，第Ⅰ类医疗器械实行产品备案管理，第Ⅱ类、第Ⅲ类医疗器械实行产品注册管理。

对于第Ⅰ类创口贴产品，备案人应当按照《国家药品监督管理局关于第一类医疗器械备案有关事项的公告》（2022年第62号）、《国家药品监督管理局关于发布第一类医疗器械产品目录的公告》（2021年第158号）等文件的有关要求提交备案资料。

对于第Ⅱ、Ⅲ类创面敷料产品，注册申请人应按照国家药品监督管理局《关于公布医疗器械注册申报资料要求和批准证明文件格式的公告》（2021年第121号）

等文件要求开展注册申报。为进一步规范和指导相关产品的注册申报，国家药品监督管理局先后制定并发布了多个创面敷料类产品的注册审查指导原则和相关原材料的评价指导原则，具体如表2.1所示。其中已发布的相关产品注册审查指导原则有8项，涉及产品包括聚氨酯泡沫敷料（14-10-07）、护脐带（14-10-01）、水胶体敷料（14-10-05）、凡士林纱布（14-10-09）、非慢性创面敷贴（14-10-01、14-10-02）、重组胶原蛋白创面敷料（14-10-01、14-10-04、14-10-08）、凝胶敷料（14-10-04）、液体敷料（14-10-08）。通过查询国家药品监督管理局官网，目前《水凝胶敷料产品注册审查指导原则》及《医用透明质酸钠创面敷料注册审查指导原则》正在制定中，暂未发布实施。对于应用纳米材料的创面敷料产品可参考《应用纳米材料的医疗器械安全性和有效性评价指导原则》相关内容开展产品的安全性和有效性评价，如纳米银敷料等。已发布的原材料评价指导原则有《重组人源化胶原蛋白原材料评价指导原则》（2023年第16号），对于适用的创面敷料产品可参考相关内容开展重组人源化胶原蛋白原材料评价。

在行业标准方面，国家药品监督管理局也在持续开展相关领域的标准化建设工作。如表2.2所示，YY/T 0471系列标准规定了接触性创面敷料性能评价用标准试验模型，包括评价抗菌活性的体外创面模型、评价促创面愈合性能的动物烫伤模型、评价液体控制性能的体外创面模型、评价创面敷料潜在粘连性的体外模型、评价止血性能的体外模型、评价促创面愈合性能的动物Ⅱ型糖尿病难愈创面模型。YY/T 0471系列标准规定了接触性创面敷料的试验方法，包括液体吸收性、透气膜敷料水蒸气透过率、阻水性、舒适性、阻菌性、气味控制的推荐性试验方法。YY/T 1293系列标准规定了凡士林纱布、聚氨酯泡沫敷料、水胶体敷料、藻酸盐敷料、贻贝粘蛋白敷料的性能要求和检验方法。YY/T 1627-2018规定了用于手术切口、穿刺口或机械创面等体表急性创面用敷贴、创贴的通用要求，适用于由胶贴层、吸收垫和离型层组成为主要结构特征的急性创面敷贴、创贴。YY/T 1863-2023规定了评价含纳米银敷料在释放介质中释放纳米银颗粒和银离子的实验方法，以及释放液中纳米银颗粒和银离子的分离、测定和表征方法。通过查询国家药品监督管理局医疗器械标准管理中心官网，目前《重组胶原蛋白敷料》《医用透明质酸钠敷料》推荐性行业标准正在制定中，暂未发布实施。YY/T 0953-2020、YY/T 1888-2023、YY/T 1571-

2017等标准则为创面敷料类产品开展相关原材料评价提供了基本要求及试验方法等内容。

表2.1　创面敷料类产品注册审查指导原则、相关原材料评价指导原则

序号	已发布文件
1	《聚氨酯泡沫敷料产品注册技术审查指导原则》(2017年第44号)
2	《护脐带注册技术审查指导原则(2018年修订)》(2018年第116号)
3	《水胶体敷料产品注册技术审查指导原则》(2020年第31号)
4	《凡士林纱布产品注册技术审查指导原则》(2020年第31号)
5	《非慢性创面敷贴注册审查指导原则》(2022年第35号)
6	《重组胶原蛋白创面敷料注册审查指导原则》(2023年第16号)
7	《凝胶敷料产品注册审查指导原则》(2023年第22号)
8	《液体敷料产品注册审查指导原则》(2023年第22号)
9	《应用纳米材料的医疗器械安全性和有效性评价指导原则第一部分：体系框架》(2021年第65号)
10	《应用纳米材料的医疗器械安全性和有效性评价指导原则第二部分：理化表征》(2023年第15号)
11	《重组人源化胶原蛋白原材料评价指导原则》(2023年第16号)

表2.2　创面敷料类产品相关国家或行业标准

序号	已发布文件
1	YY/T 1477系列《接触性创面敷料性能评价用标准试验模型》
2	YY/T 0471系列《接触性创面敷料试验方法》
3	YY/T 1293系列《接触性创面敷料》
4	YY/T 1627-2018《急性创面用敷贴、创贴通用要求》
5	YY/T 1863-2023《纳米医疗器械生物学评价含纳米银敷料中纳米银颗粒和银离子的释放与表征方法》
6	YY/T 0953-2020《医用羧甲基壳聚糖》
7	YY/T 1888-2023《重组人源化胶原蛋白》
8	YY/T 1849-2022《重组胶原蛋白》
9	YY/T 1699-2020《组织工程医疗器械产品壳聚糖》
10	YY/T 1571-2017《组织工程医疗器械产品透明质酸钠》

3.临床评价要求

医疗器械临床评价是指采用科学合理的方法对临床数据进行分析、评价，以确认医疗器械在其适用范围内的安全性、有效性的活动。根据《国家药品监督管理局关于实施〈医疗器械注册与备案管理办法〉〈体外诊断试剂注册与备案管理办法〉有关事项的通告》（2021年第76号）的第六条，第Ⅰ类医疗器械备案不需提交临床评价资料。

国家药品监督管理局于2023年7月24日发布了《国家药品监督管理局关于发布免于临床评价医疗器械目录的通告》（2023年第33号）。对于第Ⅱ、Ⅲ类创面敷料产品，注册申请人应基于申报产品的分类编码、结构及组成、适用范围等判定申报产品与《免于临床评价医疗器械目录》产品的等同性，经判定属于免于进行临床评价的产品的，应按照《列入免于临床评价医疗器械目录产品对比说明技术指导原则》提供相应资料，从基本原理、结构组成、性能、安全性、适用范围等方面，证明产品的安全有效性，不再提交临床评价资料。对于不符合《免于临床评价医疗器械目录》的产品，应按照《医疗器械临床评价技术指导原则》（2021年第73号）《医疗器械临床试验质量管理规范》（2022年第28号）等要求提交临床评价资料。

2.3.3 对于创面敷料监管的建议

相对于创面敷料产品结构形式及预期用途的多样化，现有的产品注册审查指导原则、行业标准愈加不能满足对日趋复杂的创面敷料产品的注册申报指导及技术审评工作要求。因此，基于目前的市场需求及产业现状，亟待加快创面敷料类产品注册审查指导原则、行业标准的制定工作。

通过对现有已上市产品的调研，发现市场上的创面敷料产品同质化情况较为普遍，创新产品较少，这也进一步加剧了市场竞争，不利于产业的良性发展。因此，为保障产品安全、有效，更好地满足多元化的临床需求，应进一步鼓励创面敷料创新产品的研究与申报，促进行业新产品、新技术的推广和应用，进一步提升企业创新能力，引领促进医疗器械产业高质量发展。

2.4　伤口治疗方法与临床案例

　　随着人们生活方式的改变和社会老龄化的发展，伤口种类复杂多样，伤口不愈合已逐渐成为威胁人类健康的主要因素之一，也成为家庭和社会的主要经济负担之一。对于不同类型的伤口，采用正确的治疗方法是加速伤口愈合的重要保障。受伤之后，对伤口需进行系统、全面的评估，包括全身用药情况、营养条件、原发病和并发症等。通过这些评估为伤口治疗方案的选择提供科学参考。目前判断伤口好与坏的方式很多，主要根据伤口的程度、特征及颜色等来进行评估。其中，颜色是最直观、最容易理解和掌握的一种方式。根据伤口颜色将创面分为黑期、黄期、红期、粉期4期，评估伤口时使用单一或者联合4种颜色的方法。若伤口为黑色，则指缺乏血液供应而坏死并结痂的伤口，焦痂可能或干或湿，常伴有皮下组织坏死，多为慢性伤口，伤口无愈合倾向。在该阶段需及时去除痂皮、基底腐肉及变性坏死组织；若伤口为黄色，一般合并感染，伴有较多的脓性分泌物和坏死组织，通常伴有异味，需及时进行局部坏死组织清除，保持渗液引流通畅，使用抗菌敷料，感染严重者，可根据伤口细菌微生物培养结果进行全身抗生素治疗；若伤口为红色，则是处于相对安全期的伤口颜色，存在健康新鲜的肉芽、丰富的血管，在该阶段应选择合适的敷料覆盖伤口，维持湿润平衡并预防感染，为伤口愈合创造良好的环境；若伤口为粉红色，则代表已经新生上皮组织，伤口逐渐愈合，这时候需要适当的湿润环境，让伤口部分可以快速愈合，并保护好新生的上皮组织，防止外力的二次损伤，如果处理得当，就不容易留下疤痕。众多临床伤口治疗实践（如下文案例）表明：在伤口愈合过程中应尽可能清除坏死组织，控制感染，保持湿润平衡，促进创面边缘上皮化，而这一治疗过程的完成较为复杂，涉及多方面的临床处理技术与敷料的正确使用。

2.4.1 烧烫伤伤口

案例1 患者男，43岁，上臂疤痕部位进行拔罐后形成水泡，破损后产生大面积烧烫伤口，经清创、抗感染、促愈合治疗，结果见图2.3。

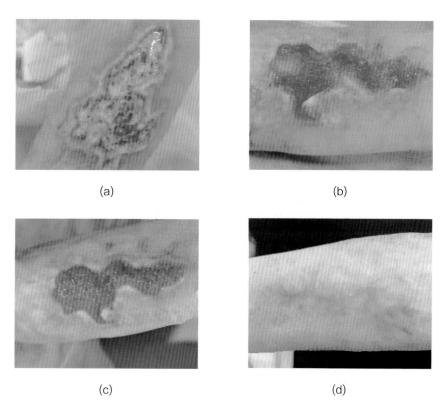

（a）　　　　　　　　　　　　　　　　　　（b）

（c）　　　　　　　　　　　　　　　　　　（d）

图2.3 （a）治疗初期采用海水凝胶对创面进行溶痂，完成清创过程；清除坏死组织后，喷涂银离子抑菌液进行抗感染治疗，并结合使用伤口护理软膏与医用敷料贴，促进伤口愈合；（b）治疗7天后，坏死组织彻底清除，可见新生肉芽组织；（c）治疗10天后，表皮显著生长，伤口愈合效果明显；（d）14天后伤口实现愈合

案例2 患者女，34岁，上臂近腕部大面积烧烫伤口，经消毒、抗感染、抗炎、促愈合治疗，结果见图2.4。

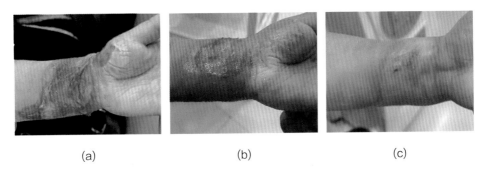

(a)　　　　　　　　　(b)　　　　　　　　　(c)

图2.4 (a) 治疗早期经过碘伏消毒、盐水脱碘后喷银离子抑菌液进行抗感染治疗，并采用伤口护理软膏与医用敷料贴进行抗炎与促愈合治疗；(b) 治疗7天后，伤口上皮化明显，愈合效果显著；(c) 治疗14天后，伤口完成上皮化过程，实现完全愈合

案例3 患者女，4岁，背部大面积烧烫伤口，经消毒、抗感染、抗炎、促愈合治疗，结果见图2.5。

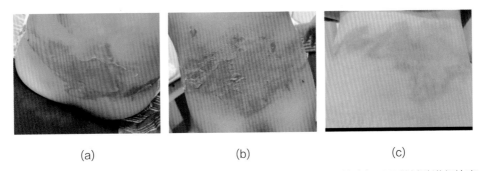

(a)　　　　　　　　　(b)　　　　　　　　　(c)

图2.5 (a) 经过消毒与银离子抑菌液抗感染处理后，使用伤口护理软膏与医用敷料贴进行抗炎与促愈合治疗；(b) 治疗10天后伤口炎症消退，出现新鲜肉芽组织，并继续进行抗感染、抗炎与促愈合治疗；(c) 治疗21天后，伤口完全愈合

2.4.2 糖尿病足溃疡伤口

案例1 患者男，76岁，右脚皮肤糖尿病溃疡，经久不愈。行清创、抗感染、促愈合治疗，结果见图2.6。

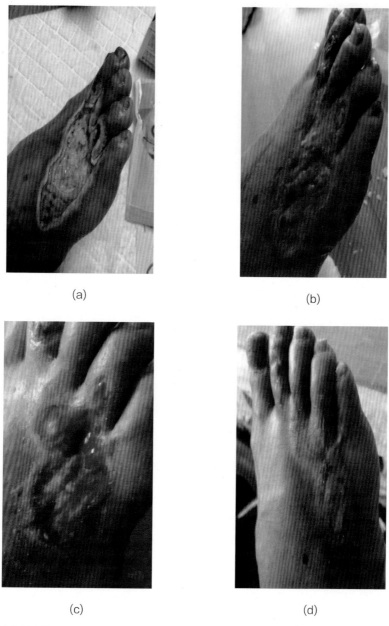

(a)

(b)

(c)

(d)

图2.6 (a) 清创前，可见黄色腐肉与较多坏死组织；(b) 经海水凝胶清创、银离子抑菌液抗感染以及水胶体敷料治疗21天后，坏死组织显著减少，创面肉芽组织生长；(c) 治疗28天，创面肉芽组织继续生长，经3%高渗盐水湿敷后消除肉芽水肿，外贴水胶体敷料促进伤口愈合；(d) 45天后创面完全愈合

案例2　患者女，38岁，左脚皮肤糖尿病溃疡，经久不愈。行清创、促愈合治疗，窦道愈合效果显著，结果见图2.7。

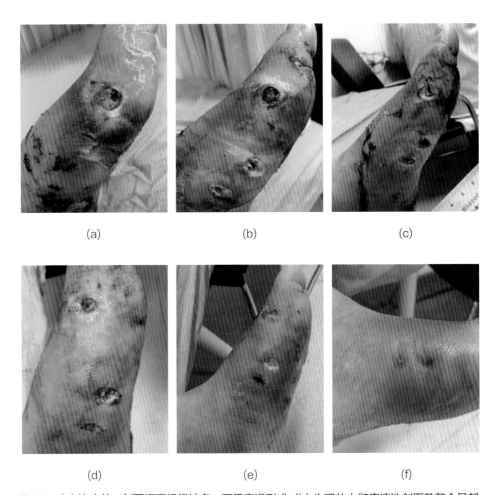

(a)　　　　　　　　(b)　　　　　　　　(c)

(d)　　　　　　　　(e)　　　　　　　　(f)

图2.7　(a) 治疗前，创面坏死组织较多，可见窦道形成；(b) 生理盐水彻底清洗创面及整个足部，局部涂抹海水凝胶敷料进行清创处理，并用纱条填塞窦道引流后，外包水胶体敷料促进伤口愈合；(c) 治疗7天后，坏死组织减少；(d) 治疗21天后，坏死组织继续减少，窦道开始愈合；(e) 治疗30天后，坏死组织明显减少，窦道显著愈合；(f) 治疗60天后，坏死组织全部消失，窦道完全愈合，恢复正常

案例3 患者男，72岁，小腿皮肤糖尿病溃疡，经久不愈。行清创、抗感染、促愈合治疗，愈合效果显著，结果见图2.8。

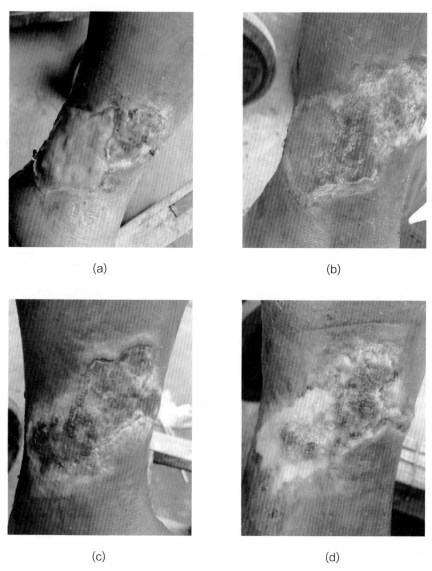

(a)

(b)

(c)

(d)

图2.8 (a) 治疗前，创面坏死组织较多，且有较大异味；(b)经海水凝胶清创去除坏死组织与银离子抑菌液抗感染处理后，采用医用水胶体敷料进行包扎与固定，促进伤口愈合；(c)治疗1月后，坏死组织明显减少，伴有新生肉芽组织，创面进行愈合；(d)治疗2月后，坏死组织消失，可见明显上皮化，创面愈合显著

2.4.3 压力性损伤伤口

案例1 患者女，80岁，背部皮肤出现压力性伤口，愈合缓慢。行清创、促愈合治疗，愈合效果良好，结果见图2.9。

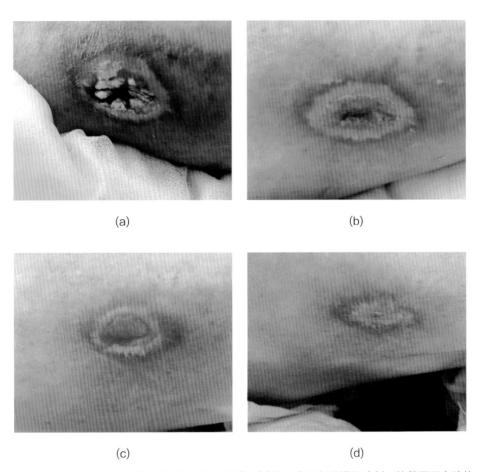

图2.9 （a）治疗前，创面黄色腐肉坏死组织较多；(b)使用海水凝胶进行清创，外敷医用水胶体敷料促进伤口愈合，5天后，坏死组织明显减少，可见新生肉芽组织；(c) 治疗10天后，坏死组织消失，创面周围清洁，肉芽组织新鲜红润；(d) 治疗17天后，创面基本愈合

案例2 患者女，75岁，严重营养不良患者，上肢皮肤久压出现大面积破损，经久不愈。行清创、促愈合治疗并加强营养，愈合效果显著，结果见图2.10。

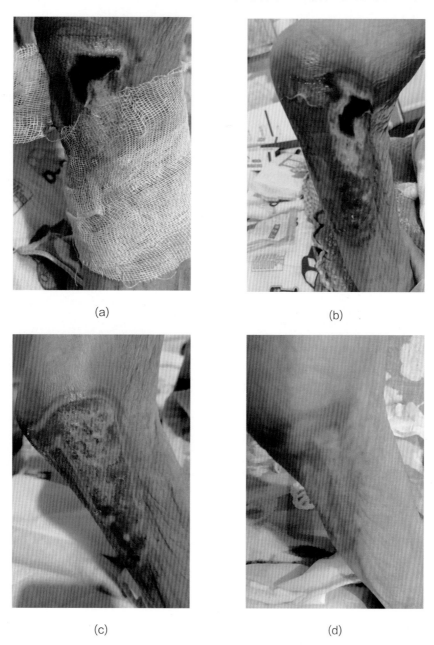

图2.10 (a) 治疗前，创面坏死组织多，黑色焦痂覆盖；(b) 使用海水凝胶并配合器械进行清创、溶痂处理，外用水胶体敷料治疗并加强营养，14天后坏死组织明显减少；(c) 治疗21天后，坏死组织消失，肉芽组织新鲜红润，创面出现愈合；(d) 治疗30天后，创面基本愈合

2.4.4　外伤伤口

案例1　患者男，48岁，左眼眉外伤，伤口较深。行清创、促愈合与缝合治疗，伤口愈合良好，结果见图2.11。

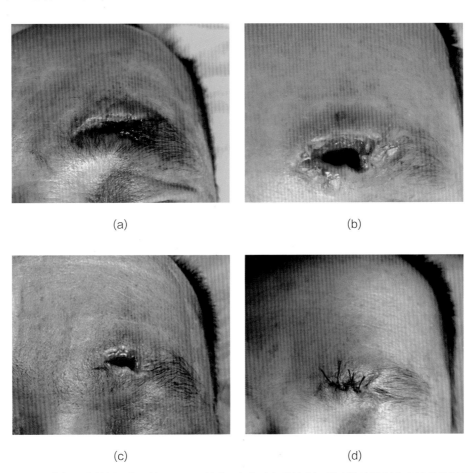

(a)　　　　　　　　　　　　　　　(b)

(c)　　　　　　　　　　　　　　　(d)

图2.11　(a) 治疗前创面伤口较深且面积较大，经海水凝胶清创、护理软膏敷料和水胶体敷料促愈合治疗；(b) 治疗3天后，可见新鲜肉芽组织，创面进行愈合；(c) 治疗5天后，伤口显著缩小，愈合效果显著；(d) 治疗7天后，对未愈合小伤口进行缝合，加速后期愈合速度

2.5 伤口治疗展望

皮肤作为人体最大的器官，在感知外界刺激、调节体温、控制水分流失、保护组织/器官免受物理或化学损伤、抵抗病原体侵袭等方面发挥着至关重要的作用。此外，皮肤参与机体的代谢活动，对于维持机体内环境的稳定和正常的生理功能具有重要意义。然而，由于烧伤、外伤、压疮等引起的皮肤伤口，存在治疗困难，往往导致伤口愈合延迟，形成慢性伤口，严重损害皮肤的外观和生理功能。大面积皮肤缺损还可诱发全身性疾病，如新陈代谢加剧、水分和蛋白质过度分散、免疫系统功能失调、残疾，严重时甚至死亡。此外，如果没有适当的伤口处理，皮肤伤口愈合后期会形成病理性疤痕，严重损害患者的外观和功能。

随着医学与分子生物学、材料学、化学和物理学等多学科深度交叉融合的发展，伤口临床治疗技术与方法得到了飞速的发展。特别是在治疗中使用的敷料从传统的棉纱敷料、矿物质和软膏等发展到现如今包含水凝胶、海绵等新型医用敷料作为皮肤替代物，但它们仍无法恢复受伤区域原生宿主皮肤的完整结构和生理机能，或者缺乏皮肤附属器官再生功能，与理想的伤口护理材料仍存在差距。因此，融合伤口修复理论、组织工程技术、高分子复合材料技术与人工智能技术，对开发高效、智能、微环境适应性强的新型敷料提出了更高要求与需求。新型敷料应具有保持伤口湿润环境、吸收过多渗出物、允许气体交换、隔热、防止微生物侵入、促进伤口清创的能力，且不妨碍身体运动或对伤口造成二次损伤，可满足伤口修复过程的复杂性和动态性，克服单一敷料复杂修复过程的缺点。同时，对伤口的pH、温度、湿度、压力、细菌感染等微环境的变化进行实时动态监测和智能响应，实现伤口精准治疗。新型敷料的研发将为伤口治疗带来创新的思路和策略，也为临床治疗技术的革新提供新思路。

总之，未来伤口治疗的发展应着眼于临床新技术与新敷料的研发，重视医学、材料科学、细胞生物学和智能技术的有机结合，设计和制造多功能、多用途的敷料和皮肤替代品，革新医疗技术，进一步促进智能化伤口管理和个性化医疗发展，让伤口处理更有效、更专业、更便捷。

参考文献

[1] 粟昭隐, 李莫兰, 王伟涛, 等. 某创伤中心6479例创伤患者流行病学分析[J]. 中国病案, 2023, 24 (11): 35~37.

[2] 王正国. 创伤基础研究进展[J]. 中华创伤杂志, 2005, 21 (1): 6~10.

[3] 付小兵, 王正国. 创伤基础[M]. 湖北科学技术出版社, 2016.

[4] Sen C K. Human wounds and its burden: updated 2020 compendium of estimates[J]. Advances in Wound Care, 2021, 10 (5): 281~292.

[5] Zinn J L. Surgical wound classification: communication is needed for accuracy[J]. AORN Journal, 2012, 95 (2): 274~278.

[6] Lee C K, Hansen S L. Management of acute wounds[J]. The Surgical Clinics of North America, 2009, 89 (3): 659~676.

[7] 丁炎明. 伤口护理学[M]. 北京人民卫生出版社, 2017.

[8] 何汶霞. 慢性伤口患者伤口护理知识的影响因素研究[D]. 暨南大学, 2014.

[9] Wilkins R G, Unverdorben M. Wound cleaning and wound healing: a concise review[J]. Advances in Skin & Wound Care, 2013, 26 (4): 160~163.

[10] Wang P H, Huang B S, Horng H C, et al. Wound healing[J]. Journal of the Chinese Medical Association, 2018, 81 (2): 94~101.

[11] Velnar T, Bailey T, Smrkolj V. The wound healing process: an overview of the cellular and molecular mechanisms[J]. The Journal of International Medical Research, 2009, 37 (5): 1528~1542.

[12] Balsa I M, Culp W T. Wound care[J]. The Veterinary Clinics of North America. Small Animal Practice, 2015, 45 (5): 1049~1065.

[13] Werner S, Grose R. Regulation of wound healing by growth factors and cytokines[J]. Physiological Reviews, 2003, 83 (3): 835~870.

[14] Willyard C J N. The secrets of healing without scars[J]. Nature, 2018, 22: 563.

[15] Nguyen A V, Soulika A M. The dynamics of the skin's immune system[J]. International Journal of Molecular Sciences, 2019, 20 (8): 1811.

[16] Li H L, Liu X T, Huang S M, et al. Repair function of essential oil from crocodylus siamensis on the burn wound healing via up-regulated growth factor expression and anti-inflammatory effect[J]. Journal of Ethnopharmacology, 2021, 264: 113286.

[17] Raziyeva K, Kim Y, Zharkinbekov Z, et al. Immunology of acute and chronic wound healing[J]. Biomolecules, 2021, 11 (5):700.

[18] Baassiri M, Dosh L, Haidar H, et al. Nerve growth factor and burn wound healing: update of molecular interactions with skin cells[J]. Burns, 2023, 49 (5): 989~1002.

[19] Harrell C R, Markovic B S, Fellabaum C, et al. The role of interleukin 1 receptor antagonist in mesenchymal stem cell-based tissue repair and regeneration[J]. Biofactors, 2020, 46 (2):

263~275.

[20] Borena B M, Martens A, Broeckx S Y, et al. Regenerative skin wound healing in mammals: state-of-the-art on growth factor and stem cell based treatments[J]. Cellular Physiology and Biochemistry, 2015, 36 (1): 1~23.

[21] Niu Y, Li Q, Ding Y, et al. Engineered delivery strategies for enhanced control of growth factor activities in wound healing[J]. Advanced Drug Delivery Reviews, 2019, 146: 190~208.

[22] Cecerska-Heryć E, Goszka M, Serwin N, et al. Applications of the regenerative capacity of platelets in modern medicine[J]. Cytokine Growth Factor Reviews, 2022, 64: 84~94.

[23] Liu Y, Liu Y, Deng J, et al. Fibroblast growth factor in diabetic foot ulcer: progress and therapeutic prospects[J]. Front Endocrinol, 2021, 12: 744868.

[24] Ruttanapattanakul J, Wikan N, Potikanond S, et al. Combination of pinocembrin and epidermal growth factor enhances the proliferation and survival of human keratinocytes[J]. International Journal of Molecular Sciences, 2023, 24 (15): 12450.

[25] Rodrigues M, Kosaric N, Bonham C A, et al. Wound healing: a cellular perspective[J]. Physiological Reviews, 2019, 99 (1): 665~706.

[26] Rhoiney M L, Alvizo C R, Jameson J M. Skin homeostasis and repair: a T lymphocyte perspective[J]. The Journal of Immunology, 2023, 211 (9): 1266~1275.

[27] Xiong Y, Lin Z, Bu P, et al. Whole-course-repair system based on neurogenesis-angiogenesis crosstalk and macrophage reprogramming promotes diabetic wound healing[J]. Advanced Materials, 2023, 35 (19): e2212300.

[28] Talbott H E, Mascharak S, Griffin M, et al. Wound healing, fibroblast heterogeneity, and fibrosis[J]. Cell Stem Cell, 2022, 29 (8): 1161~1180.

[29] Dipietro L A. Angiogenesis and wound repair: when enough is enough[J]. Journal of Leukocyte Biology, 2016, 100 (5): 979~984.

[30] Yu T, Gao M, Yang P, et al. Insulin promotes macrophage phenotype transition through PI3K/Akt and PPAR-γ signaling during diabetic wound healing[J]. Journal of Cellular Physiology, 2019, 234 (4): 4217~4231.

[31] Wang B, Zhang J, Li G, et al. N-acetyltransferase 10 promotes cutaneous wound repair via the NF-κB-IL-6 axis[J]. Cell Death Discovery, 2023, 9 (1): 324.

[32] Jere S W, Houreld N N. Regulatory processes of the canonical wnt/β-catenin pathway and photobiomodulation in diabetic wound repair[J]. International Journal of Molecular Sciences, 2022, 23 (8): 4210.

[33] Winter G D. Effect of air exposure and occlusion on experimental human skin wounds[J]. Nature, 1963, 200: 378~379.

[34] Winter G D, Scales J T. Effect of air drying and dressings on the surface of a wound[J]. Nature, 1963, 197: 91~92.

[35] Field F K, Kerstein M D. Overview of wound healing in a moist environment[J]. American

Journal of Surgery, 1994, 167 (1a): 2s~6s.

[36] Singh A, Halder S, Menon G R, et al. Meta-analysis of randomized controlled trials on hydrocolloid occlusive dressing versus conventional gauze dressing in the healing of chronic wounds[J]. Asian Journal of Surgery, 2004, 27 (4): 326~332.

[37] Eaglstein W H. Moist wound healing with occlusive dressings: a clinical focus[J]. Dermatologic Surgery, 2001, 27 (2): 175~181.

[38] Madden M R, Nolan E, Finkelstein J L, et al. Comparison of an occlusive and a semi-occlusive dressing and the effect of the wound exudate upon keratinocyte proliferation[J]. The Journal of Trauma, 1989, 29 (7): 924~930.

[39] Katz M H, Alvarez A F, Kirsner R S, et al. Human wound fluid from acute wounds stimulates fibroblast and endothelial cell growth[J]. Journal of the American Academy of Dermatology, 1991, 25 (6 Pt 1): 1054~1058.

[40] Kremer M, Burkemper N. Aging skin and wound healing[J]. Clinics in Geriatric Medicine, 2024, 40 (1): 1~10.

[41] Swift M E, Burns A L, Gray K L, et al. Age-related alterations in the inflammatory response to dermal injury[J]. The Journal of Investigative Dermatology, 2001, 117 (5): 1027~1035.

[42] Swift M E, Kleinman H K, DiPietro L A. Impaired wound repair and delayed angiogenesis in aged mice[J]. Laboratory Investigation, 1999, 79 (12): 1479~1487.

[43] Guo S, Dipietro L A. Factors affecting wound healing[J]. Journal of Dental Research, 2010, 89 (3): 219~229.

[44] Grada A, Phillips T J. Nutrition and cutaneous wound healing[J]. Clinics in Dermatology, 2022, 40 (2): 103~113.

[45] Albuquerque P B S, Rodrigues N E R, Silva P, et al. The use of proteins, lipids, and carbohydrates in the management of wounds[J]. Molecules, 2023, 28 (4): 1580.

[46] Lipman K, Wang M, Berthiaume E, et al. Evaluating current scar assessment methods[J]. Annals of Plastic Surgery, 2020, 84 (2): 222~231.

[47] Burgess J L, Wyant W A, Abujamra B, et al. Diabetic wound-healing science[J]. Medicina, 2021, 57 (10): 1072.

[48] Dor F J M F, Vollmar B. European surgical research: the future is bright[J]. European Surgical Research, 2022, 63 (1):1~2.

[49] Liu W, Gao R, Yang C, et al. ECM-mimetic immunomodulatory hydrogel for methicillin-resistant Staphylococcus aureus-infected chronic skin wound healing[J]. Science Advances, 2022, 8 (27): eabn7006.

[50] Moretti L, Stalfort J, Barker T H, et al. The interplay of fibroblasts, the extracellular matrix, and inflammation in scar formation[J]. The Journal of Biological Chemistry, 2022, 298 (2): 101530.

[51] Xu R, Xia H, He W, et al. Controlled water vapor transmission rate promotes wound-healing via wound re-epithelialization and contraction enhancement[J]. Scientific Reports, 2016, 6: 24596.

[52] Rippke F, Schreiner V, Schwanitz H J. The acidic milieu of the horny layer: new findings on the physiology and pathophysiology of skin pH[J]. American Journal of Clinical Dermatology, 2002, 3 (4): 261~272.

[53] Ma X, Ning W, Geng Y, et al. An ECM-mimicking assembled gelatin/hyaluronic acid hydrogel with antibacterial and radical scavenging functions for accelerating open wound healing[J]. Biomedical Materials, 2023, 19 (1): 015008.

[54] Darby I A, Laverdet B, Bonté F, et al, Fibroblasts and myofibroblasts in wound healing[J]. Clinical, Cosmetic and Investigational Dermatology, 2014, 7: 301~311.

[55] Anaya D A, Dellinger E P. The obese surgical patient: a susceptible host for infection[J]. Surgical Infections, 2006, 7 (5): 473~480.

[56] Szab G, Mandrekar P. A recent perspective on alcohol, immunity, and host defense[J]. Alcoholism, Clinical and Experimental Research, 2009, 33 (2): 220~232.

第 3 章

疤痕及其治疗技术

3.1 疤痕的基础理论

3.1.1 疤痕概述

　　疤痕是各种创伤所引起的正常皮肤组织外观形态和组织病理学改变的统称，是皮肤创面愈合后不可避免的产物。从病理学来说，皮肤组织遭受损伤后难以完全达到解剖结构上的再生，而是以结缔组织替代进行的不完全性组织修复，并能引起外观形态和功能改变的病理性组织[1]。在创面愈合过程中，适度的疤痕形成，是机体修复创面的正常表现。人们所期待的理想疤痕，其特点是快速成熟，不萎缩，与周围组织齐平，色泽正常或接近正常，未经仔细分辨很难发现，更不会引起患者机体障碍，不会带来痛苦。然而，疤痕的形成机制复杂，受机体内在因素和外在因素的共同影响，常导致异常状况，如出现色素沉着、发红发硬、痒痛不适、隆起或萎缩等，不仅影响美观，甚至会造成机体的功能障碍，严重影响患者的心理和生理健康。

　　据统计，全球每年新增疤痕患者约有1亿人次，其中5500万人和2500万人分别归因于选择性手术和意外创伤[2]。这些疤痕患者均承受着由此带来的不同程度的疤痕困扰，比如瘙痒、疼痛、反复发炎、化脓、畸形、机体功能障碍等。随着人类社会的进步，人们对美的追求也越来越高，疤痕的精细化修复需求也相应提高。尽管对预防、减少或去除、精细化修复疤痕有很高的需求，但最佳疤痕治疗方案尚未达成普遍共识，到目前为止，疤痕的治疗仍然是临床医生所面临的挑战。因此，总结临床经验，加强学术交流，优化疤痕治疗方案是更好地解决疤痕临床难题的重要方式，同时研究疤痕形成的机制，一方面可帮助我们更好地了解疤痕，另一方面能指导疤痕药物的开发，临床手段和药物手段相结合，共同致力于预防、减少疤痕形成，患者生理功能障碍得以恢复，改善疤痕患者的外观表现，对疤痕患者具有重要意义。

3.1.2 疤痕形成机制

疤痕是哺乳动物皮肤组织修复的最后一步。如前所述，皮肤由三层组成：表皮层、真皮层和皮下组织，理论上若损伤伤及到真皮网状层，损伤愈合后会形成疤痕；若伤口比较表浅，没有伤及真皮层，则不会形成疤痕。通常摩擦、擦伤和轻微烧伤，一般仅伤及表皮，不会留下疤痕。浅度烧伤、切口，通常会伤及到真皮层，常会留下不太明显的疤痕，但由于黑色素细胞功能受到影响，可能造成皮肤色素沉积或脱失。严重烧伤和破坏性损伤等，伤口已伤及真皮层，甚至到达皮下组织和深层组织，通常会留下明显的疤痕并影响组织功能。除损伤深度外，疤痕的形成还与炎症、张力等多因素相关，因此疤痕组织的形成是一个高度复杂的组织修复过程。理想情况下，组织修复是再生与未受伤时相同组织而不留下疤痕[3]。为了实现无疤痕伤口愈合，需要在更深层次上探讨疤痕形成的机制。以下是对影响疤痕形成过程中参与的细胞、生长因子及信号通路机制的总结。

1.参与疤痕形成的细胞

皮肤修复过程是多细胞相互作用的结果，同时也是影响疤痕形成的重要因素。在伤口愈合过程中，成纤维细胞的收缩功能对促进伤口愈合很重要。在伤口收缩过程中成纤维细胞被激活为肌成纤维细胞，产生大量胶原蛋白和ECM，这是疤痕形成的重要原因[4]。有趣的是，这种肌成纤维细胞具有可塑性，在骨形态发生蛋白的作用下可以转化为脂肪细胞，可以减少过度细胞纤维化和胶原蛋白的积累，最终减少疤痕[5]。在修复的早期阶段，炎症细胞的主要作用是清除受损的 ECM 并防止伤口感染[6]。然后，一些活化的炎症细胞可以通过影响成纤维细胞的活性促进胶原蛋白的生成和 ECM 的沉积，最终导致疤痕组织的形成。更重要的是，炎症的强度与疤痕的形成有直接关系，过强的炎症反应甚至会导致病理性疤痕的形成。相反，胎儿无疤痕伤口愈合过程中炎症反应明显减轻，这就进一步解释了炎症与疤痕形成的关系。中性粒细胞是重要的炎症细胞，当皮肤受伤时，它们首先迁移到伤口处，促进炎症反应的发生。然而，在胎儿无疤痕伤口愈合的过程中，中性粒细胞的数量较成人伤口明显减少，并且它们表达低水平的黏附分子，这表明中性粒细胞的数量与疤痕形成有关[7]。此外，巨噬细胞可以促进细胞增殖、分化和迁移，以及 ECM 的形成和重塑，在伤口愈合中也发挥着不可替代的作用。口腔黏膜伤口愈合中疤痕少的主要特征是巨噬细胞数量少，这表明巨噬细胞数量对疤痕组织的形成产生重要影响。肥大细胞被认为是无疤痕伤口愈合到疤痕伤口愈合的过渡，因为它们可影响胶原蛋白的产生和积累并影响疤痕组织的形成。因此，通过阻断肥大细胞的功能，可以有效减少疤痕形成[8, 9]。间充质干细胞（Mesenchymal stem cells, MSCs）是参与伤口愈合的重要细胞，表现出强大的组织再生能力，可以促进伤口新生血管的形成，减少炎症[10]，同时，MSCs 可以调节因组织损伤而募集至伤口的免疫细胞，并影响其迁移和增殖能力，降低免疫反应强度，抑制炎症的发生，缩短炎症期，从而降低伤口愈合的纤维化程度，减少疤痕的形成[11, 12]。

2. 参与疤痕形成的生长因子

转化生长因子β（Transforming growth factor-β, TGF-β）是伤口愈合过程中重要的生长因子，其缺失会阻碍伤口愈合。TGF-β 存在三种不同的亚型（TGF-β1、TGF-β2 和 TGF-β3），每种亚型由不同的基因编码组成[13]。研究人员在伤口模型中通过添加相应的外源抗体特异性抑制 TGF-β1 和 TGF-β2 的活性，观察到疤痕形成明显减少，从而证明了 TGF-β1 和 TGF-β2 与疤痕形成有关。然而，TGF-β3 具有相反的功能，它具有抗纤维化作用，并且 TGF-β3 在胎儿无疤痕伤口愈合中所占的比例较高。此外，结缔组织生长因子（Connective tissue growth factor, CTGF）是 TGF-β 的下游介质，并且添加 TGF-β 或 CTGF 可促进伤口模型中的肉芽组织形成，而添加这两种因子会导致纤维化[14]。肝素结合表皮生长因子（Heparin-binding epidermal growth factorlike growth factor，HB-EGF）也很重要，它可以影响角质形成细胞的增殖和迁移以及ECM的产生，促进伤口快速愈合和再生[15]。PDGF可以稳定肉芽组织中新合成的毛细血管，刺激成纤维细胞分化为肌成纤维细胞以促进纤维化，并调节MMPs的表达以影响组织的重塑阶段[16]。因此，PDGF通常用于治疗慢性伤口，并作为促纤维化剂加速胶原蛋白沉积。从无疤痕伤口到疤痕愈合，PDGF的表达显著增加，胎儿无疤痕伤口愈合仅需24小时，成人则需要72小时，这进一步表明PDGF在疤痕形成中发挥了重要作用[17]。血管内皮生长因子（Vasular endothelial growth factor，VEGF）是伤口愈合早期血管生成的关键细胞因子。由于组织损伤，毛细血管被破坏，细胞缺氧，从而上调缺氧诱导因子1α的表达，最终诱导细胞表达VEGF受体，促进新血管的形成。VEGF除了促进伤口血管生成外，还可以影响疤痕组织的产生。无疤痕胎儿创面中VEGF表达受到抑制，添加外源性VEGF也可诱导疤痕形成，说明VEGF与疤痕形成有关[18, 19]。白细胞介素（Interleukin，IL）10（IL-10）可通过加重相关信号传导刺激成纤维细胞内高相对分子质量透明质酸的产生，使成纤维细胞表现出再生表型。因此，IL-10是一种有效的抗炎因子，可减少纤维化形成，其表达水平与疤痕形成有关[20]。相反，白细胞介素6（IL-6）可通过激活巨噬细胞或单核细胞趋化蛋白-1（Monocyte chemotactic protein-1，MCP-1）促进炎症反应，从而促进纤维化并导致疤痕形成。相关研究表明，无疤痕胎儿伤口中IL-6表达水平较低，IL-6 mRNA仅存在12小时，在成人伤口中可持续存在72小时，其在成人伤口中的持续存在增加了疤痕形成概率。

3.信号通路机制

NF-κB家族成员是调节许多关键炎症基因表达的转录因子，其通路在疤痕疙瘩成纤维细胞中被激活[21]。具体而言，在TNF-α治疗后，与正常皮肤成纤维细胞相比，疤痕疙瘩成纤维细胞中NF-κB信号传导下游的15个基因上调。即使在基线中，疤痕疙瘩成纤维细胞的NF-κB蛋白水平和NF-κB结合活性也较高。用脱氢甲基环氧喹啉阻断该途径导致成纤维细胞增殖减少和I型胶原沉积减少，这意味着NF-κB途径参与疤痕疙瘩的发病机制。Fujita等人的研究进一步支持了这一观点[22]。他们发现NEDD4基因的转录变体之一与疤痕疙瘩的形成高度相关，因为它可以激活角质形成细胞和成纤维细胞中的NF-κB信号通路，证实了NF-κB通路在疤痕疙瘩发展中的重要作用。

信号传导及转录激活蛋白（Signal transducer and activator of transcription-3, STAT-3）信号通路可被多种细胞因子激活，参与调节细胞增殖、迁移、分化、凋亡、炎症以及纤维化等多种生物学功能。在疤痕疙瘩组织中，这种信号通路被激活[23]，减少STAT-3的表达或抑制其磷酸化可显著减少胶原的合成以及疤痕疙瘩成纤维细胞的增殖和迁移。除了疤痕疙瘩成纤维细胞外，STAT-3通路在增生性疤痕成纤维细胞中的促纤维化作用也得到了证实。通过IL-6/IL-6Ra复合物治疗，增生性疤痕成纤维细胞中的STAT-3通路被激活，导致前胶原、纤连蛋白1和细胞增殖标记物上调，而STAT-3抑制可使其逆转。该研究提示STAT-3通路在介导IL-6信号传导以促进疤痕形成中的积极作用[24]。

TGF-β通路是由质膜丝氨酸/苏氨酸激酶受体激活启动的信号转导机制的范例，在疤痕形成过程中具有重要的意义。简言之，TGF-β级联反应是由TGF-β和骨形态发生蛋白配体亚家族成员与配体特异性异源受体复合物之间的结合触发的[25]。然后，信号通过受体介导的细胞质SMAD蛋白的募集和磷酸化激活（TGF-β经典途径）或替代分子级联传播，特别是MAPK（丝裂原活化蛋白激酶）信号传导（TGF非经典途径）[26, 27]。磷酸化的SMAD2和SMAD3蛋白与SMAD4形成复合物，将TGF-β受体的信号传递到细胞核中，SMADs在细胞核中充当转录因子。配体和受体类型、SMAD和辅因子以及信号驱动转录因子和谱系决定转录因子的复杂相互作用是与特定细胞环境和生物条件相关的各种TGF-β依赖性转录结果的基础[28]。值得注意的是，TGF-β1信号传导在几种组织和器官的纤维化中发挥着突出作用，这是因为它能有效诱导ECM蛋白合成和肌成纤维细胞分化[14, 29]。

3.1.3 疤痕形成的影响因素

随着皮肤修复领域的研究不断深入，研究人员对皮肤疤痕形成影响因素的了解也不断加深。当前认为疤痕形成的因素可分为两大类，即可控因素和不可控因素。前者是可以通过医疗、药物等手段进行干预的，而后者却通常很难进行干预。可控因素主要包括张力、炎症反应等，不可控因素主要包括疤痕所处部位、受损组织深度、种族遗传性、年龄等。

1. 张力的影响

众多研究表明，作用于伤口部位的机械力会影响组织修复和疤痕形成。一些研究表明，伤口受到持续增加的机械张力时，可观察到疤痕会显著增加，相反降低伤口部位的机械张力可以有效减少疤痕形成[30, 31]。张力的大小跟疤痕所处部位、手术缝合模式等相关，一般情况下关节、肩部和胸骨处的伤口承受着较高的机械负荷，伤口愈合后的疤痕面积较大；耳后、耳廓、颈部、枕部、耻骨上部也较易发生疤痕[32]。这些部位容易形成疤痕也可能跟物理摩擦力、剪切力等有一定关系。当细胞膜上的机械感受器感受到外部机械力时，这个信号就会被传递到细胞膜上，再通过细胞膜传递到细胞内，并激活相关信号通路。成纤维细胞和角质形成细胞是伤口中最重要的两种机械敏感细胞，在机械力刺激下通过整合素传递机械信号进而激活粘着斑激酶（FAK），调控细胞黏附、增殖、迁移和胶原蛋白积累，促进疤痕形成。这是基于机械力可以通过激活FAK诱导相关细胞因子的表达，进而诱导炎症细胞聚集和纤维化，导致疤痕的产生[33, 34]。

2. 炎症反应

跟疤痕形成有关的炎症包括创面愈合阶段的炎症以及创面愈合后初期的炎症。创面愈合阶段的炎症发生在损伤后，虽然相对较早，但它可以影响创面愈合进度，进而影响到疤痕形成。在修复的早期阶段，炎症发生于创面愈合过程的启动阶段，为创面愈合所必须。另外，炎症还有清洁伤口部位、清除组织碎片、防止感染等功能。然而，持续的炎症或炎症反应不足均会导致伤口延期愈合，过多活化的炎症细胞产生的介质可以刺激成纤维细胞，从而驱动疤痕组织的产生。一些先天性免疫细胞，如中性粒细胞、肥大细胞和巨噬细胞等均与疤痕形成有关系。

当皮肤受损时，会引发炎症反应。最初，真皮中固有的炎症细胞被激活。这些活化的细胞分泌因子，刺激成纤维细胞活性，促进胶原蛋白的产生和疤痕组织的沉积。固有的细胞衍生介质，特别是细胞因子（和趋化因子）以及脂质，刺激循环炎症细胞聚集到组织中。这些细胞被激活，在某些情况下成熟（单核细胞转化为巨噬细胞，肥大细胞前体转化为成熟的肥大细胞），导致更高水平的局部介质刺激成纤维细胞活性，并产生永久性的疤痕组织。炎症细胞产生的几种介质与疤痕形成有关，包括转化生长因子（TGF-β1）、细胞因子/趋化因子（IL-6、IL-17、IL-33、MCP-1、SDF-1、OPN）、蛋白酶（肥大细胞糜蛋白酶/类胰蛋白酶、中性粒细胞弹性蛋白酶）、脂质（PGE2）和活性氧（ROS）或过氧化氢（H_2O_2）[10]。

在创面愈合后初期，疤痕处皮肤组织较薄，耐摩擦力和抗张力强度等均较差，当受到外力摩擦、较大张力等外界刺激导致患处再次被破坏时，可能会引发疤痕增生。另外，在愈合后初期，疤痕被紫外线照射后，也会加剧炎症反应，导致疤痕增生。

3. 疤痕形成与身体部位的关系

身体不同部位容易形成疤痕的类型和概率均有差异。一般而言，人体的上臂上外侧（三角肌）、前胸部、肩胛骨是疤痕疙瘩的好发部位，耳后、耳廓、颈部、枕部、耻骨上部也较易发生。在一些容易出现痤疮的部位、出油较多的部位、多汗部位、毛发较丰富部位等，都容易产生疤痕。这可能与局部皮肤的厚度、张力、毛囊等有关。

韩国研究人员通过回顾性分析方法对428例面部疤痕患者的照片和病历进行分析。患者平均年龄为45.43岁，男女比例为1∶1.36。研究发现，前额上的疤痕更容易萎缩，而下巴/下巴和口腔周围的疤痕更容易肥大；色素减退在前额的疤痕中明显更常见；红色（红斑）在下巴/下巴的疤痕中更为常见；旧的疤痕不太可能出现红斑和肥厚；萎缩性疤痕在年轻患者中更为常见；由皮肤病引起的疤痕（如痤疮）更容易发生萎缩，而手术疤痕发生萎缩或肥厚的风险最低[8]。

4. 受损组织深度

从理论上讲，只要皮肤损伤伤及真皮网状层及以下时，在愈合后均会伴随有不同程度的疤痕形成，而且如果是同一种伤口类型，其受损深度越深，疤痕越明显。

5. 人种与肤色因素

不同人种的肤色具有很大区别，亚洲地区以近黄色为主，近赤道地区以黑色为主，欧美及高纬度地区则以白色为主。不同肤色人类皮肤真皮层厚度不同，黑色素含量及皮脂腺数量也不同。在正常情况下，皮肤中黑色素细胞鲜有增生，但是在创伤刺激下，黑色素细胞大量增殖并分泌黑色素相关的各种细胞因子，加重炎性反应进而导致疤痕的形成。因此，有色人种的疤痕形成概率要明显高于白色人种。临床统计表明，疤痕在非洲人很常见（5%~10%），在亚洲人较少见（0.1%~1%），在欧洲/北美人很罕见（<0.1%）[35, 36]。

6.年龄因素

随着年龄增长，疤痕形成的概率也随之下降，临床观察发现年轻人尤其处于青春期的年轻人更容易产生疤痕。究其原因，可能是相较于老年人，年轻人青春期性激素水平高、皮脂分泌旺盛、皮肤紧致张力大等。

有研究测定和分析了人体疤痕尤其是疤痕疙瘩、正常疤痕及其邻近的正常皮肤中雄激素水平，发现疤痕疙瘩中雄激素处于高水平，是正常疤痕中的10倍，而邻近正常皮肤雄激素处于低水平，故提出雄激素在疤痕疙瘩形成过程中起着主要的或至少是辅佐的作用[37]。研究者根据形态学提示胶原纤维直径与Ⅲ型胶原的比例呈负相关，在发育过程中呈协调表达，用以维持皮肤的正常组织结构。在疤痕的形成过程中，Ⅰ型胶原的增加和Ⅲ型胶原的减少都起着至关重要的作用，粗大的Ⅰ型胶原是疤痕组织的病理基础。王成等人通过研究发现，疤痕实验组Ⅰ型胶原含量较无疤痕实验组增加显著，Ⅲ型胶原明显减少；1~19岁（青少年段）疤痕实验组Ⅰ型胶原含量增加更为显著，该实验组Ⅰ/Ⅲ型胶原的比例明显高于20~50岁疤痕实验组，提示愈合过程中，由于粗大的Ⅰ型胶原占据愈合创面的主体，Ⅲ型胶原网状纤维相应减少并发生结构改变，使Ⅰ/Ⅲ型胶原的比例失调，愈合创面质地坚硬而缺乏弹性，最终导致增生性疤痕的形成。这项研究的结果也验证了年龄增加会减少疤痕的产生[38]。

7.饮食

截至目前，尚无充分的证据证明饮食与疤痕形成及生长有直接关系。但是不正当的饮食有可能导致疤痕疙瘩敏感，甚至出现过敏症状，此时患处往往会出现瘙痒、疼痛加剧、生长加速等现象。有研究表明，酒类、辣椒会刺激血液循环，导致疤痕充血加剧，瘙痒疼痛加剧，自然会导致疤痕更严重。所以建议疤痕疙瘩患者饮食上要避开容易引起过敏的食物，戒烟酒等[39]。

3.2 疤痕的诊断与评估

3.2.1 疤痕诊断

目前疤痕诊断尚没有完全统一的标准，疤痕诊断通常是对患者疤痕的临床表现、病因、形状、病程、是否影响机体功能、是否有疤痕疙瘩病史、身体其他部位是否有疤痕等多个方面进行评估后完成的。

依据疤痕病理学类型，分为浅表性疤痕、增生性疤痕、疤痕疙瘩，后两者统称为病理性疤痕。增生性疤痕和疤痕疙瘩具有不同的诊断要点，如表3.1所示。

表3.1 增生性疤痕与疤痕疙瘩的诊断要点

鉴别点	增生性疤痕	疤痕疙瘩
发病年龄	任何年龄	多见于3岁以上青少年
发病原因	有明显损伤、烧伤史	有轻微或明显损伤，或无可察觉的损伤
好发部位	可发于皮肤损害的任何部位	以前胸、肩、上臂、下颌、耳等部位好发
形态质地	疤痕充血水肿，色泽鲜艳或暗红，稍高起皮面，边界不超越损伤范围	暗紫色质硬肿块，高出皮面，超出损伤范围，呈蟹足状生长，边缘向正常皮肤侵袭
生长趋势	早期呈增生状态，6~12个月后有自然衰退趋势	持续生长，并向正常组织侵犯，一般无自然消退趋势，但部分病变损伤中心可变平退化
症状	早期痒痛难忍，常有抓痕，表皮易发生水疱破溃	发红，痛痒持久，患者心理负担重
家族性	无	1/4左右阳性
加压治疗	持续加压数月，效果好	多无效
手术切除	很少复发，能被切除治愈	易于复发，范围较原病变范围更大

（资料来源：蔡景龙.疤痕整形美容外科学.杭州：浙江科学技术出版社，2015:131.）

3.2.2 疤痕的分类现状

进行疤痕分类的目的是为了更好地制定疤痕治疗方案，目前已经有疤痕国际分类标准、中国临床疤痕分类方法等。但疤痕分类目前尚没有统一的标准，要准确分类是比较困难的。临床专家和医护人员依据疤痕形成原因、疤痕形态、疤痕发生发展阶段、疤痕部位等有不同的分类方法。

1. 疤痕的国际分类

2002年，由多位整形外科、烧伤科及皮肤病科医生组成的国际疤痕管理顾问小组（International advisory panel of scar management, IAPSM）在《Plastic and reconstructive surgery》期刊上发表了《国际临床疤痕管理推荐意见》，用于指导疤痕的分类与后续治疗[3]。2014年，Monstrey S. 等在《Journal of plastic, reconstructive & aesthetic surgery》期刊上发表了该意见的更新版，将疤痕分为未成熟疤痕、成熟疤痕、线性增生性疤痕、广泛增生性疤痕、小疤痕疙瘩和大疤痕疙瘩等6类（见表3.2）。

表 3.2　IAPSM 疤痕分类

类型	临床表现或分类标准
成熟疤痕	局部皮肤颜色浅，局部平坦
未成熟疤痕	局部皮肤发红，轻度瘙痒和疼痛，正处于重塑期
线性增生性疤痕	绳样改变，局部皮肤发红，局部隆起，增生不超过伤口范围
广泛增生性疤痕	增生广泛，局部皮肤发红，局部隆起，增生不超过伤口范围
小疤痕疙瘩	隆起，疤痕延伸至正常组织，但局限在伤口周围0.5厘米以内，术后一年持续生长且后期不会自行退化
大疤痕疙瘩	范围大，病灶凸起，可伴有疼痛或瘙痒，增生超过伤口范围0.5厘米以上，可数年持续扩展

2. 疤痕的国内分类

国内关于疤痕的分类尚无统一标准，如按生理学类型分类、按疤痕成熟度分类、按组织学及临床特点分类等，进行分类的目的是为了更好地制定治疗方案。

2017年，由中国临床疤痕防治专家共识制定小组制定的《中国临床疤痕防治专家共识》，就是在借鉴了《国际临床疤痕管理推荐意见》的基础上，引入了中国临床广泛关注的萎缩性疤痕和疤痕癌，同时结合一线临床专家宝贵的临床经验，最终得出的具有中国特色的疤痕基础分类方式。

根据颜色、质地、感觉的不同，疤痕分为未成熟疤痕和成熟疤痕，而基于解剖形态差异，疤痕则可分为萎缩性疤痕、增生性疤痕、疤痕疙瘩和疤痕癌（见表3.3）。萎缩性疤痕临床上表现为皮肤凹陷，它是一种由于皮肤胶原纤维缺失或皮下纤维挛缩而诱发的皮肤萎缩，可见于痤疮感染、外伤之后。增生性疤痕是临床最为常见的疤痕类型，基于临床特点可进一步细分为线性增生性疤痕（如手术、外伤引起）和广泛生长的增生性疤痕（如烧伤、创伤引起），这两种是临床常见的亚类别。疤痕疙瘩按其发病机制大致可以分为"炎症型"和"肿瘤型"两大类，前者通常以明显充血伴有痛痒症状为主要临床特征；后者表现为充血不显著、色暗和明显隆起的块状物，类似肿瘤。疤痕癌则是发生于疤痕皮肤且具有一定侵袭性的恶性肿瘤。烧伤所致的疤痕癌在临床中最常见。

表3.3 疤痕的国内分类

疤痕类型		临床表现和分类标准
成熟疤痕		颜色与周围皮肤近似，表面不见扩张的毛细血管，厚度变薄，质地变软，不适症状消失
未成熟疤痕		局部疤痕颜色红，表面可见扩张的毛细血管，厚度可达数毫米到数厘米，表面粗糙，质地较硬，可存在瘙痒、疼痛等明显不适
萎缩性疤痕		皮肤凹陷，可见于痤疮感染、外伤之后
增生性疤痕	线性增生性疤痕	厚度比正常皮肤厚，隆起于受伤皮肤组织之上，颜色较正常皮肤更红、更深，充血程度较为明显，增生局限（如手术、外伤引起）
	广泛生长的增生性疤痕	厚度比正常皮肤厚，隆起于受伤皮肤组织之上，颜色较正常皮肤更红、更深，充血程度较为明显，增生广泛（如烧伤、创伤引起）
疤痕疙瘩	炎症型	明显充血伴有痛痒症状为主要临床特征
	肿瘤型	充血不显著，色暗和明显隆起的块状物，类似肿瘤
疤痕癌		疤痕溃疡反复长期不愈导致恶变

3.对疤痕分类的重新认识

笔者专注疤痕领域十八载，从疤痕修复产品研发到疤痕修复临床实践，都积累了大量的数据与经验，熟练掌握各类疤痕特点、精细护理方案、疤痕修复产品与手术、激光、注射等医疗手段有效结合的实操实践，完成了近百万例疤痕患者的修复和治疗。在疤痕分类上，融合了疤痕成熟度、疤痕形态、是否影响机体功能、组织学及临床特点等分类依据，将疤痕分为疤痕疙瘩、普通增生性疤痕、炎性增生性疤痕、凹陷性疤痕、挛缩性疤痕、色沉性疤痕、新愈合创面等，囊括了常见的疤痕类型，不同类型的疤痕治疗手段及使用的修复产品各不相同。

此种"疤痕疙瘩"和临床上的常说的疤痕疙瘩是一致的；针对"增生性疤痕"，笔者根据增生性疤痕所处的生长阶段不同分成两大类，即"普通增生性疤痕"和"炎性增生性疤痕"，这两个阶段的治疗方案各不相同。"普通增生性疤痕"指已经进入成熟期的疤痕，此时单独使用硅酮类产品、疤痕药物等任何外用产品已经不能发挥作用，通常需要进行修复重建。"炎性增生性疤痕"是指处于增生期和衰退期的疤痕，通常表现出发红、质地发硬、有痒痛感等，也就是未成熟的疤痕。疤痕专家蔡景龙教授最新的分类方法中有一种分类方法是将疤痕分为成熟疤痕和未成熟疤痕，未成熟疤痕包括"炎性增生性疤痕"[1]，是对疤痕阶段的描述。疤痕从形成到进入成熟期需要较长时间，通常需要6个月到2年。这个阶段的治疗干预被称为是疤痕的早期治疗或疤痕的预防，能通过消除、减轻疤痕炎症等加快疤痕成熟，缩短疤痕增生生长周期。凹陷性疤痕是疤痕的一种形态，是组织受创愈合后组织缺失导致疤痕部位低于正常皮肤，常见于青春痘愈合后。挛缩性疤痕指创面愈合后形成的高出正常皮肤表面并伴有外观皱缩的疤痕。色沉性疤痕是患处出现色素沉积的疤痕，浅度烧烫伤及痤疮愈合后常见。新创面疤痕处于创面愈合后初期阶段，此时表皮较薄，患处的抗张力强度较差。

表3.4 笔者对疤痕的分类

疤痕类型	临床表现和分类标准	治疗要点
疤痕疙瘩	患处隆起，呈红色或暗红色，呈浸润式生长，可能类似肿瘤，没有成熟期，反复经历炎症、增殖、重塑的过程，患者有痒痛感	抗炎退红，促进稳定甚至衰退、抑制生长，首先解决痒痛症状，再关注美观度的修复
普通增生性疤痕	颜色与周围皮肤接近，表面不见扩张的毛细血管，质地变软，不适症状消失	普通外用硅酮、药物等产品失去效果，需要修复重建
炎性增生性疤痕	处于生长期及衰退期，颜色红，表面可见扩张的毛细血管，质地较硬，存在瘙痒、疼痛等明显不适	抗炎、退红，促进向成熟期转化，预防疤痕过度增生
凹陷性疤痕（萎缩性疤痕）	疤痕表面明显低于四周正常皮肤，可见于痤疮感染、外伤之后	手术或点阵激光后，配合促生长、退红、防晒等
新创面疤痕	手术、外伤等创口的愈合后初期阶段	使用外用防疤产品，保护新形成的表皮，抗炎、防晒减轻炎症，促进表皮增厚，预防疤痕增生
挛缩性疤痕	高出正常皮肤表面并伴有外观皱缩	抗炎促成熟，松解挛缩，降低高度，提升美观度
色沉型疤痕	出现色素沉积的疤痕	果酸或微晶磨削后，抗炎促愈合，同时使用抑制或淡化黑色素的产品

3.2.3 典型疤痕类型介绍

此部分主要介绍增生性疤痕、疤痕疙瘩和萎缩性疤痕的临床特点、发生发展机制及特点等。这几种疤痕是临床上较多见的，也是较关注的类型。

1. 增生性疤痕

增生性疤痕是临床上最常见的类型之一，临床表现为创面愈合后在原有创面界限内形成的呈淡红色隆起、增厚、质地较韧的疤痕组织，有显著的炎症期、增生期和成熟期（图3.1）。增生性疤痕根据形状、病因、形态等临床特点均可继续细分，比如分为线性增生性疤痕和广泛增生的增生性疤痕，前者往往继发于手术、外伤等之后，而后者一般继发于严重烧伤、烫伤、皮肤感染等原因所导致的皮肤损伤。增生性疤痕发病率较高，流行病学调查显示，其发病率在外科术后为38%~69%，在烧伤后则高达70%~90%[5]。增生性疤痕通常在受伤后1~3个月内出现，并在6个月内生长，患者在此期间常伴随疼痛、瘙痒等症状，在环境温度升高、情绪激动或食用辛辣食物后更为严重。然而，大部分增生性疤痕可在一到两年内进入成熟期，表现为突起高度降低，颜色转暗或接近肤色，充血消退，变软，痛痒症状也大为减轻或消失[6]。

增生性疤痕病理特征主要表现为真皮纤维结缔组织增生，以胶原蛋白为主的细胞外基质过量沉积。在正常情况下，未成熟的疤痕会经历3个月到2年不等的成熟过程。这一过程涉及组织重塑，与炎症、血管、胶原纤维和成纤维细胞数量的自然减少有关。然而，当炎症持续存在时，疤痕成熟过程就不能正常进行，所以对于未成熟的、有炎症的疤痕，减轻或消除炎症是疤痕完成最终转归的重要手段。

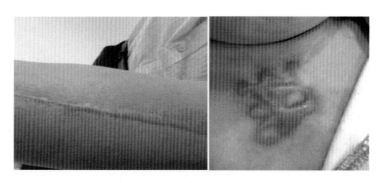

图3.1　不同阶段的增生性疤痕（左：成熟期；右：增生期）

2.疤痕疙瘩

疤痕疙瘩与增生性疤痕虽同属于病理性疤痕，但疤痕疙瘩属于一种特殊类别的病理性疤痕，在外观上表现为高出正常皮肤，超出原皮肤损伤区域，呈浸润式持续式生长，质地较硬，弹性差，可伴有痒痛感，具有治疗抗性和治疗后复发率较高等特征。疤痕疙瘩的发生、发展与炎症密切相关。人体在受到创伤、蚊虫叮咬、毛囊炎等均有可能形成疤痕疙瘩。

　　疤痕疙瘩有明显的好发部位，常见于前胸部、肩部、耳廓、耳垂、会阴等部位。这些疤痕疙瘩易发部位的皮肤往往有较大张力、摩擦力、毛囊等。比如前胸部皮肤通过上肢运动有规律地水平拉伸，肩部和肩胛骨皮肤通过上肢动作和身体弯曲动作不断拉伸，小腹和耻骨上皮肤区域每天通过坐和站的动作拉伸数百次[15]。此外，耳廓和耳垂也是疤痕疙瘩的好发部位，其最常见的原因就是"打耳洞"。穿耳孔器械消毒不严、护理不当等导致细菌带入、伤口反复感染不愈、耳饰佩戴不洁、饰品与耳洞频繁摩擦等因素都极大地提高了生成疤痕疙瘩的概率。临床上，特定的身体区域的疤痕疙瘩往往会生成特定形状（图3.2）。具体而言，前胸部的疤痕疙瘩呈对称的蝴蝶/蟹爪状，上臂/肩胛骨呈现哑铃形，耳垂的疤痕疙瘩则往往呈现为球形。这些形状实际反映了特定身体区域上皮肤机械张力的分布和平衡。来自主要方向的机械力驱动疤痕疙瘩前缘发生高度炎症，进而引发局部胶原蛋白的产生，导致疤痕疙瘩进一步向皮肤张力较大方向侵袭，从而形成特定形状。因此在临床上，控制皮肤张力已被证明对疤痕的预防和治疗有效。

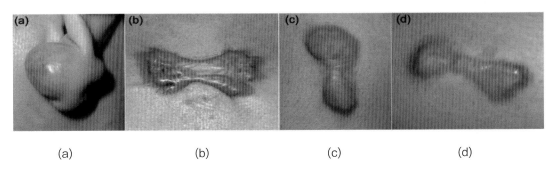

(a)　　　　　　　　(b)　　　　　　　　(c)　　　　　　　　(d)

图3.2　身体不同部位的典型疤痕疙瘩（a：耳垂；b：前胸；c：上臂；d：肩胛骨）

3.萎缩性疤痕（凹陷性疤痕）

　　疤痕组织的局部收缩会导致不均匀的软组织缺损。临床上，这些会导致皮肤表面的轮廓缺陷的疤痕被称为萎缩性疤痕。一般指创面基底血运欠佳、肉芽生长不良，或者创面由创缘上皮爬行时出现凹陷，或者经过放射治疗后的皮肤出现萎缩而形成的疤痕。一般而言，皮肤损伤面积较大、全层皮肤缺损，特别是深及皮下脂肪层的创面，感染性创面，如痤疮感染、大面积烧伤、撕脱伤、肢体长期慢性溃疡愈合等，多形成萎缩性疤痕。

研究表明，超过80%的痤疮疤痕是萎缩性疤痕，其中约60%的萎缩性疤痕呈冰锥型，约25%呈箱车型，约15%呈滚动型。冰锥型疤痕呈深V型，皮表直径小于2毫米，似冰锥凿痕（图3.3A），可延伸到网状真皮甚至皮下，常见于面颊部、眉间和鼻部。箱车型疤痕呈U形或矩形，皮表尺寸约1.5~4毫米，基底较宽，根据深度不同又可分为浅箱车型（深度0.1~0.5毫米）和深箱车型（深度＞0.5毫米），常见于鬓角和颊部（图3.3B）。滚动型疤痕是最宽但最浅的疤痕类型，直径最宽可达5毫米，但很少延伸到网状真皮，在皮肤上呈现波浪状或斜坡状的外观（图3.3C）。

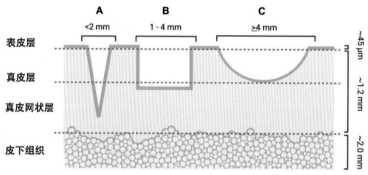

图3.3 萎缩性痤疮疤痕亚型（A：冰锥型；B：箱车型；C：滚动型）

3.2.4 疤痕的评估

对疤痕进行评估是确定疤痕治疗方案的重要依据，临床上常用的评估方法有主观和客观之分。主观评估往往参考疤痕颜色、厚度、柔韧度等多个特征，客观评估则大多数是对疤痕的某一特征或几个特征进行量化，标准化的量表有助于监测疤痕的进程，并有助于比较预防和治疗的效果。临床上通用的评估方法包括温哥华疤痕量表（Vancouver scar scale, VSS）、患者与观察者疤痕评估量表（Patient and observer scar assessment scale, POSAS）、患者疤痕评估问卷（Patient scar assessment questionnaire, PSAQ）、曼彻斯特疤痕评估量表（Manchester scar scale, MSS）、视觉模拟量表（Visual anolog scale, VAS）等[40]。

1. 温哥华疤痕量表(the Vancouver Scar Scale, VSS)

1990年，Sullivan等人开发了VSS量表，此方法仅需要使用专用玻片，通过肉眼观察和用手触诊评估，从色泽、血管分布、厚度和柔软度4个方面对疤痕进行分析（表3.5）[41]，以计分制的形式评估疤痕的整体情况。然而，VSS量表的缺陷也十分明显。首先，VSS量表更多是让医护工作者进行客观评估，却忽略了患者自身的感受（如瘙痒和疼痛）。其次，量表中对各项特征的分值设置过于均等化，缺乏准确性，尤其是临床中颜色、质地和厚度差异大且不规则的复杂疤痕，可能比较出分数几乎相同。因此，其可靠性和有效性也会降低，只适用于疤痕的初步评估。

表3.5 VSS量表

项目	评估标准
色泽（M）	0：皮肤颜色与身体其他部分比较近似正常
	1：色泽较浅
	2：混合色泽
	3：色泽较深
血管分布（V）	0：正常肤色与身体其他部分近似
	1：肤色偏粉红色
	2：肤色偏红
	3：肤色呈紫色
厚度（H）	0：正常
	1：大于0至1毫米
	2：大于1至2毫米
	3：大于2至4毫米
	4：大于4毫米
柔软度（P）	0：正常
	1：柔软的（在最小阻力下皮肤能变形）
	2：柔顺的（在压力下能变形）
	3：硬的（不能变形的，移动呈块状，对压力有阻力）
	4：弯曲（组织如绳状，疤痕伸展时会退缩）
	5：挛缩（疤痕永久性缩短导致残废与扭曲）

最高分15分，最低分0分，分数越高说明疤痕越重，反之，则轻
注意：必须采用专用玻片按压疤痕2秒后观察

2. 患者与观察者疤痕评估量表 (Patient and Observer Scar Assessment Scale, POSAS)

2004年，Draaijers等人创建了患者与观察者疤痕评估量表，也是第一个将患者对疤痕症状特征的主观看法（患者疤痕评估量表）和观察者对疤痕物理属性的客观评估（观察者疤痕评估量表）相结合的量表[41]。其中，观察者疤痕评估量表的6项评分内容为：血管分布、色泽、厚度、表面粗糙程度、柔软度和表面积。患者疤痕评估量表的6项评分内容为：疼痛程度、瘙痒程度、颜色、硬度、厚度和自我观感。分数依据量表的内容，从1分到10分，得分越低代表疤痕状况越接近于正常肤色；得分越高，代表疤痕状况越严重。

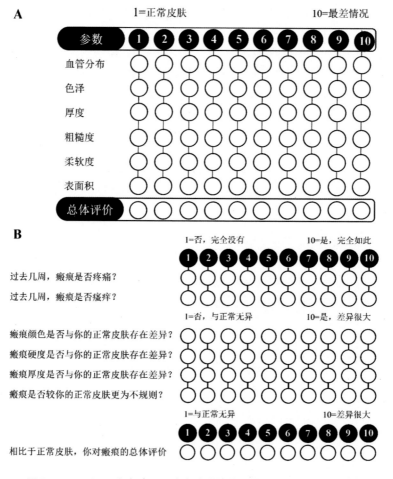

图3.4　POSAS内容（A:观察者疤痕评估量表；B:患者疤痕评估量表）

3.患者疤痕评估问卷(Patient Scar Assessment Questionnaire, PSAQ)

2009年，Durani等人发明了PSAQ，该问卷利用一系列逐步递进的问题，重点评估、量化了患者对疤痕的自我感知，即疤痕外观、症状、意识、外观满意度和症状满意度，是一种完全以患者为中心的疤痕评估工具[42]。PSAQ的一个关键优势是，当只需要疤痕评估的某个方面时，可以单独使用分量表。例如，在疤痕症状不普遍的人群中（例如，头颈痣切除患者），可以不填写症状和症状满意度分量表，而不影响其他分量表。因为每个分量表都针对某一特定领域，临床医生可以单独使用最相关的分量表，而不影响整体的可靠性或有效性。

3.3 疤痕的预防与治疗

前面已经讲到疤痕的诊断和评估，可以看出疤痕治疗是一个相当复杂、困难的过程，有以下特点：①需要定期评估，有的疤痕甚至需要定期评估后定制个性化治疗方案；②需要多种手段联合治疗；③需要较长的疗程，有的长达2年以上；④治疗过程中复发率高，治疗效果无法达到心理预期；⑤需要患者有较高的依从性；⑥治疗费用有时会非常昂贵。总之，疤痕治疗特别困难。随着科学发展、临床经验的积淀以及患者对疤痕治疗终点要求越来越高，疤痕的预防也越来越受到关注。

近年来越来越多的临床和基础研究表明，当创面形成后，加速伤口愈合以及在愈合后对其尽早干预，可以缩短疤痕的未成熟期，改善疤痕的最终转归，有效防控病理性疤痕的发生和发展。《疤痕防治——蔡景龙2016观点》中指出，疤痕的预防胜于治疗，防治需要早期介入，这也是国际共识。2017版《中国临床疤痕防治指导原则》中明确指出，疤痕的治疗要遵守三大原则，即早期干预、联合治疗、充分治疗，其中早期干预包括疤痕形成前的预防和疤痕形成期的预防。所以，疤痕预防可以通过加速创面愈合和在创面愈合后疤痕早期进行干预治疗来实现。

3.3.1　疤痕的预防

1.疤痕形成与创面愈合时间的关系

如前所述，疤痕形成的概率和程度与创面深度和愈合时间均有密切关系。创面是否正常愈合会直接关系到形成的疤痕类型：生理性疤痕和病理性疤痕，两者在伤口愈合过程及表现上存在很多差别，详见表3.6。

表3.6　生理性疤痕和病理性疤痕在伤口愈合过程及表现上的差别

项目	生理性疤痕	病理性疤痕
伤口愈合过程	正常愈合	偏离了正常伤口愈合过程
胶原分泌	胶原分泌和代谢基本平衡，基本没有胶原纤维堆积	胶原过度分泌，合成大于分解，形成过量的胶原堆积
平整度	平整，没有收缩，宽度也没有增加	不平整，高出皮肤
色泽	色泽正常或接近正常	发红，质地通常硬
自性消退	能自行消退	很少能自行消退

创面愈合周期跟疤痕形成概率具有相关性。研究表明，创面愈合时间越长，胶原蛋白堆积越多，产生病理性疤痕的概率也就越高（图3.5）：创面在10天内愈合者，疤痕增生的发生率为0%~6%；创面在10~14天内愈合者，疤痕增生的发生率为4%~19%；创面在14~21天内愈合者，疤痕增生的发生率为30%~35%；21以上愈合者，增生性疤痕的发生率为50%~83%。若创面暴露2~4周，疤痕形成便会明显。由此可见，创面愈合时间的长短直接关系到疤痕形成的程度[43]。

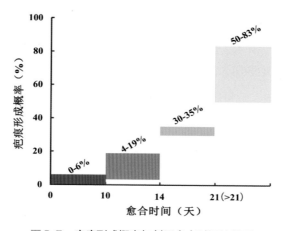

图3.5　疤痕形成概率与创面愈合时间的关系

2.疤痕形成前的预防

疤痕形成的预防阶段即从创面阶段着手预防疤痕。在第2章已经提到创面愈合有两种模式，即干性愈合和湿性愈合。干性愈合是较早的传统的愈合方式，往往因为存在干性结痂组织形成的物理屏障等而延迟愈合，具有很多局限性。随着伤口愈合理论的进一步发展和成熟，现代医学已经提出了更加科学的处理方法，即湿性愈合，强调在伤口保持适宜的湿润环境下愈合速度更快。1960年初，英国的G.D.Winter博士首次证实湿性愈合速度比干性愈合快两倍。后续又有很多学者针对这个理论的应用进行研究，并逐渐被认可。

①湿性愈合促进创面愈合的临床研究

湿性愈合可以应用于疤痕预防是基于湿性愈合方式可以促进创面愈合的理论，在上一章节讲过疤痕与创面愈合时间的关系，一般来说创面愈合时间越长，形成疤痕的概率就越大。杜忠心等选取急性皮肤擦伤患者270例，按照每组创面总数相同的条件下将其随机分为干性暴露疗组、无菌干性敷料包扎组、湿性愈合疗法组，结果发现湿性愈合组的创面愈合时间缩短约4天，疤痕情况要明显优于其他两组[44]。涂旭霞、蒋永红等将532例难愈性创面患者给予不同的换药方案，结果表明湿性愈合有利于难愈性创面坏死组织的脱落，促进新鲜肉芽生长，能有效缩短创面愈合时间[44]。刘庆对100例浅表皮肤损伤患者分别采用干性愈合和湿性愈合两种模式进行研究，对两组治疗前与首次换药时疼痛数字评分、创面改变情况、皮肤损伤愈合时间、平均换药间隔时间、换药次数、疤痕形成面积及伤口感染率进行评价，结果显示：采用湿性愈合的试验组皮肤损伤愈合时间、疤痕形成面积及伤口感染率均明显少于干性愈合组，疤痕形成明显减少[46]。张丽红教授编写的《现代伤口护理实用手册》中也明确提出，湿性愈合避免了伤口渗液的过度蒸发而形成干痂，因此在更换敷料时不会再次产生机械性损伤，有利于伤口愈合，可以减少疤痕的生成。

②湿性愈合与护创防疤理念的结合

笔者基于十多年对创面、疤痕理论和临床实践的研究，提出护创防疤的概念。护创防疤是指通过提升创面护理质量，缩短愈合时间，减少疤痕形成程度和概率的理念。传统观念中，往往将创面愈合作为创面治疗的终点，在疤痕形成后再去做疤痕治疗。而实际上，提升创面护理质量，缩短愈合时间，就可以减少疤痕形成程度和概率。

护创防疤的重点是提升创面护理质量，加速创面愈合。如前所述，应用湿性愈合模式护理创面可助力实现这一要求。湿性愈合需要通过现代伤口敷料实现，如水胶体敷料、藻酸盐敷料、聚氨酯泡沫敷料等，而且根据创面愈合阶段可以选择不同的敷料单独使用或者联合使用。这些伤口敷料可以起到以下作用：①吸收管理伤口渗液；②促进坏死组织和纤维蛋白溶解；③调节氧气浓度和促进血管生成；④促进细胞增殖、分化和迁移；⑤保留渗出液内的活性物质并促进其释放；⑥增加胶原蛋白合成；⑦减少感染风险等。以上优势可加速伤口愈合，减少疤痕发生。

3.疤痕形成期的预防

①疤痕形成期的定义

创面愈合后早期，上皮组织仍然比较薄，其抗张力强度、耐摩擦性能等都相对较弱，患处皮肤的水分散失能力强，这些都可能加重或促使疤痕增生。《疤痕防治——蔡景龙2016观点》中指出，疤痕形成期指创面愈合以后至疤痕成熟之前。2020年，中国美容整形协会疤痕医学分会常务委员会的40余位专家共同制定了《疤痕早期治疗共识》，对疤痕早期定义、治疗原则和治疗方法等达成共识。共识中疤痕早期的起点是创伤完成上皮化，但早期的终点很难有统一界限，因为疤痕未成熟阶段的长短的个体差异太大，临床上有的疤痕会在6个月左右进入成熟期，有的在12个月左右，有的甚至长达24个月左右。

笔者认为，疤痕分类中有新创面疤痕和炎症增生性疤痕这两个类型。新创面疤痕是指创面愈合后的早期疤痕，此时可能没有明显的疤痕形成，治疗修复的重点是预防疤痕形成以及降低疤痕形成的程度。炎症增生性疤痕即未成熟的，仍然处在疤痕增生期和衰退期的疤痕，此时治疗修复的重点是通过降低炎症反应等手段加速疤痕成熟，从而减轻最终的疤痕形成程度。

②预防手段

最新版《疤痕早期治疗共识》（2020年制定）中指出，疤痕早期干预的手段包括使用减张器、压力疗法、光电干预、外用疤痕产品等，这些方法通常是需要联合使用的，如光电干预与压力疗法、外用疤痕产品相结合，压力疗法与外用疤痕产品相结合等。除以上手段外，对于患者来说，暴露部位通常要注意日常防晒，避免加重患处的色沉。患者应尽可能禁食辛辣食物，戒烟戒酒等。《疤痕防治——蔡景龙 2016 观点》中同样提出了这些预防手段，同时指出这些方法各有自己的适应证、应用要点和疗效等，应当灵活选用。

3.3.2　疤痕的治疗

生理型疤痕不需要治疗，病理性疤痕通常需要治疗。病理性疤痕主要分为增生性疤痕和疤痕疙瘩，伴有皮肤瘙痒、疼痛、感觉异常等，不仅影响美观，同时对患者的日常生活造成巨大影响[47, 48]。目前治疗方法包括手术切除、药物注射、放射治疗、压迫治疗、激光治疗以及多模式的联合治疗等。不同的疤痕类型需采用针对性治疗，设计合理的治疗方案。

1. 手术治疗

直接手术介入是治疗疤痕的传统方法，临床上手术方式主要包括直接切除缝合术、疤痕疙瘩核心切除术、内剥切除预留疤痕瓣等，能够快速实现局部外观重塑。进行手术介入之前，要先进行疤痕评估，并选择合适的治疗时间及术后的愈合预防方案。如处于增生期和衰退期的早期疤痕，应先采用非手术手段，抑制疤痕增生，促进疤痕进入成熟期，待疤痕稳定、软化后再行手术治疗；而对于反复化脓感染的早期增生性疤痕，采用非手术疗法使其进入成熟期非常困难，则可直接进行手术切除；疤痕疙瘩是持续生长的疤痕，无法进入成熟期，则应尽早治疗，而且疤痕疙瘩禁忌单纯手术治疗，单纯手术治疗的复发率极高。临床实践证明，疤痕疙瘩手术后配合放射疗法，可以取得较好的治疗效果。

手术治疗受到多种局限性因素的影响。首先，手术治疗的操作难度相对较大，比如：①要保证疤痕组织尽可能完全切除以减小复发概率；②要对疤痕皮瓣进行合理剥离，避免疤痕瓣切取过薄、皮瓣坏死[49]；③手术后创面的缝合要尽可能采用减张缝合，以降低创面愈合期间张力，避免再次严重增生；④所植皮片及皮瓣抵抗细菌感染的能力较弱，因此疤痕术后发生炎症、细菌感染的概率增加。所以，手术在治疗切除疤痕的同时，也有再次形成增生性疤痕的可能。据统计，对于疤痕疙瘩体质患者，单纯手术切除术后复发率可高达100%，且复发后通常比原病变更为严重，因此不推荐手术切除作为单一治疗方法。在目前临床手术治疗增生性疤痕的过程中，通常尽早采用联合激素局部注射、光电类物理治疗、放射治疗等综合疗法，以达到预防术后疤痕增生的目的。

2. 放射疗法

在皮肤科，放射疗法通常作为疤痕疙瘩的术后辅助治疗，用于预防疤痕疙瘩术后复发，其应用原则为早期、小剂量、长疗程。1906年，Beurman首次采用浅表X射线治疗疤痕疙瘩，射线辅助术后放疗走入人们的视野，并在临床治疗中得到广泛应用。放射疗法的治疗机理是射线引发组织细胞内产生次级电子，通过直接或间接电离作用破坏DNA的分子结构，引发细胞周期阻滞、凋亡或坏死，从而抑制术后切口处成纤维细胞的分裂和增殖，抑制胶原蛋白合成和细胞外基质沉积；射线也可以破坏疤痕组织内血管内皮细胞，抑制血管生成，影响疤痕组织的血氧供应，从而抑制疤痕增生。

目前在放射性物质的选择上尚没有统一的标准，常用的放射源包括放射性同位素产生的α、β、γ射线和各类X射线治疗机或加速器产生的电子线、质子束及其他粒子束等。放射治疗时应尽量选择平坦疤痕，保证照射剂量均匀分布。对于面积较大且不平坦的疤痕可选择分野照射。正常成纤维细胞的倍增时间是43.5小时，然而疤痕疙瘩成纤维细胞的倍增时间则减少到29.5小时[50]，因此大多数研究建议在手术切除后24~48小时内进行射线辅助放射治疗，抑制疤痕处成纤维细胞的增殖和分裂，减少胶原沉积，抑制疤痕疙瘩的复发。研究表明，单纯手术切除疤痕疙瘩的复发率可高达45%~100%，且复发后往往更加严重，而手术联合放射治疗后可将疤痕疙瘩复发概率控制在15%~23%[51]。然而，放射疗法不可避免使疤痕周围的正常皮肤也暴露在辐射下，因此会对人体造成一定的放射性损害，如皮肤红斑、色素沉着、湿性脱皮、皮肤瘙痒、毛细血管扩张等。

3. 激光治疗

激光技术最早出现在20世纪60年代初，随着激光技术的飞速发展，激光技术逐步与医学结合起来。当激光照射在皮肤上，其能量只在吸收部位释放，进而通过热效应发挥作用。吸收激光的组织称为靶色基，而皮肤中含有大量色基，主要包括黑色素、血红蛋白、水。随着"选择性光热作用原理"的提出，激光逐渐被应用在皮肤科治疗中。目前，常用于疤痕治疗的激光技术主要包括以脉冲染料激光（Pulsed dye laser, PDL）为代表的血管靶向激光、以CO_2点阵激光为代表的剥脱性点阵激光（Ablative fractionated laser, AFL）和以铒玻璃激光为代表的非剥脱性点阵激光（Nonablative fractionated laser, NAFL）。1994年，Alster首次应用PDL技术治疗病理性疤痕，取得了良好效果[52]。PDL技术基于选择性光热作用原理，以液体染料为介质，可激发波长为585纳米或595纳米的脉冲激光选择性作用于氧合血红蛋白，使其受热凝固，封闭血管，影响疤痕组织血氧供应，从而阻止其持续增生，并改善疤痕色泽、质地，缓解患者疼痛、瘙痒等不适症状。目前，PDL技术已被广泛应用于增生性疤痕的治疗，然而其治疗效果往往会受血管深度及血管径大小的影响。

2004年，光医学专家Rox Anderson团队首次提出"点阵式光热作用"理论，即利用扫描工具或透镜将激光分散成规律排列的激光束（点阵激光），激光以水为靶色基，作用于皮肤瞬间产生高热能量，使局部疤痕组织水迅速气化，从而形成多个柱状微热损害区（Microscopic treatmentzones, MTZs），激活损伤再修复机制以及热休克蛋白表达，促使胶原蛋白新生、胶原纤维及弹性纤维重排，从而达到改善皮肤老化及治疗疤痕的效果。采用这种方法，作用区的热损伤可使局部表皮和真皮剥脱，而周围正常皮肤因未暴露在光和热下而保持完整并在修复过程中起着"桥梁"作用，因此点阵激光治疗较传统激光治疗技术更为安全有效[53]。然而，AFL仍属于有创疗法，易产生创面肿胀、疼痛、易感染、色素沉着、皮肤的含水量或经皮失水量失衡等并发症，同时具有疗程多、周期长、治疗费用昂贵等劣势，目前国内外多采用CO_2点阵激光联合疗法治疗病理性疤痕，比如点阵激光联合PRP、点阵激光联合射频、点阵激光联合强脉冲光、点阵激光联合皮下分离、点阵激光联合针刺疗法、点阵激光联合微针疗法、点阵激光联合填充疗法、点阵激光联合化学剥脱等，以增强疗效，减少治疗次数[54]。

针对剥脱性激光的弱点，不损伤表皮的NAFL技术被研制并逐渐应用于临床。NAFL主要利用了不同波长的激光被水吸收的程度不一致的原理。与AFL不同，NAFL发出的光束波长处于水的较低吸收峰，由于皮肤角质层含水较真皮层少，因此光束吸收后角质层基本保留，热效应仅使作用区含水量高的真皮层发生凝固坏死，形成凝固组织柱，其周围组织的活性细胞向损伤区迁移并参与组织修复。由于未形成真正的孔道，皮肤组织受损较轻，但也正因为缺乏真正的创面愈合反应，NAFL疗效有限，多次治疗能达到轻至中度的改善。目前，常用的NAFL技术包括铒玻璃激光（Er: Glass，1550纳米）、掺钕钇铝石榴石激光（Nd: YAG，1440纳米，1320纳米）、光纤点阵激光（1565纳米）等，并在痤疮、眼周细纹、妊娠纹的治疗中表现出一定优势。

4. 软组织填充疗法

软组织填充疗法可以用来修复凹陷的疤痕，但未达到更好的治疗效果。充填的软组织包括生物植入物和异源性植入物两大类。生物植入物包括自体胶原、自体脂肪、自体成纤维细胞、同种异体胶原、牛胶原等。目前临床常用的填充剂以非自体组织注射物为主，如透明质酸、聚己内酯、左旋聚乳酸，此外还有一些来源于自体组织的填充材料，如脂肪移植物、富血小板血浆等。临床中应根据产品特性和治疗部位选择合适的填充剂，比如在双相交联的透明质酸类产品中，小颗粒的产品适用于浅层注射，而大颗粒产品更适合于深层注射，以免注射层次过浅而形成硬结。除了交联的差别外，虽然硬度低的产品在支撑及抗形变方面不如高硬度产品，但注射后效果更加自然[55-57]。

临床常建议接受治疗的患者在治疗期间注意做好局部治疗区域防晒，保持饮食清淡，应适当多吃新鲜的水果补充维生素。

5. 冷冻疗法

冷冻治疗是用冷冻剂的超低温环境来破坏疤痕组织细胞和血液微循环，使作用部位细胞萎缩坏死脱落，进而使疤痕部位明显变平、软化。同时，冷冻治疗也可以导致疤痕部位组织水肿和细胞间隙增大，使皮肤角质层与生长层松懈，疤痕密度减小。冷冻治疗也通过使胶原纤维变性从而抑制成纤维细胞生长，对治疗和预防疤痕复发起重要作用。冷冻治疗常用的冷冻源为液氮，常用的治疗方法为点冻法和接触法。冷冻治疗具有设备简单、使用方便、易操作、费用低等优点，安全有效，不引起出血和复发率低，为临床上治疗面积较小疤痕的较理想方法[58, 59]。

临床上如果患者疤痕不是特别严重，采取冷冻治疗是相对优选的治疗方法，但是在治疗期间会有一定疼痛感，因此年龄过小的患者不建议采取冷冻治疗。对于疤痕特别严重、冷冻治疗不能够完全去除的疤痕，需要采取与其他治疗方式进行联合治疗以期达成更好的治疗效果。患者在选择冷冻治疗时需要选择正规医院，由经验丰富医生来操作，可以提高手术成功率，减少不良反应的发生。

6. 注射疗法

注射疗法的本质就是将具有抑制疤痕效果的药物注射至疤痕区域内，以达到软化疤痕、减轻瘙痒、疼痛等不适的症状，抑制疤痕增生的目的。临床常用的药物主要为激素类药物，例如曲安奈德注射液及得宝松注射液，其具有局部抗炎症反应、缩小疤痕组织体积的效果。因疤痕疙瘩类似于皮肤的良性肿瘤，所以在疤痕区域注射化疗药（例如5-氟尿嘧啶），用于抑制细胞增殖，控制疤痕增生。近年来研究表明，A型肉毒毒素也在治疗疤痕领域具有明确疗效，其治疗机制可能与减少伤口部位垂直张力、影响成纤维细胞的细胞周期分布等作用有关。

对于注射疗法对疤痕的治疗，关键是到正规医院找专业医生确定疤痕属于哪一种，对症下药制定具有针对性的治疗方法，才能取得良好的治疗效果。在治疗过程中切勿自行停药，若自行停药往往会引起疤痕增生的复发，甚至导致比之前的疤痕增生更为严重的后果。在治疗过程中局部可能有短暂的疼痛等不适，切勿用手抓挠。治疗中应避免疤痕部位沾水，要保持清洁卫生，以防止出现感染等情况。如果出现疤痕及周围皮肤明显红、肿、热、痛、严重瘙痒或者其他异常情况，应及时与医生联系或去医院就诊[36, 60]。

7. 压迫疗法

压迫疗法是另一种被长期应用的方法，较适用于外科手术后，如烧伤疤痕或耳垂部的疤痕瘤切除术后，外科手术配合压力疗法，有效率可达90%~100%。

1835年首次报道了使用机械压力治疗疤痕疙瘩。压力在烧伤后疤痕疙瘩的预防和治疗中的使用，在20世纪60年代后期成为标准。尽管压力在一些研究中被报道可以作为疤痕疙瘩的有效治疗方法，也可以作为烧伤或手术后的预防措施，但尚没有研究能够充分验证压力改变疤痕的机制。

压力运用得当可能是有益的。研究表明，所施加的压力必须超过固有的毛细血管压力（15~40毫米汞柱），每天压迫23小时以上，维持6~12个月，所以要想通过压力疗法取得治疗效果，患者的依从性是限制因素。为了获得足够的压力，人们采用了各种各样的材料。常用的压迫材料有弹力绷带、压力服和热塑夹板等。加压没有明显的生理并发症，但仍要慎重选择合适的方式，避免进一步的创伤[61]。

8. 药物治疗

疤痕的常用药物包括外用敷料、外用药物、口服药物。2020年在章一新等临床专家制定的《疤痕早期治疗共识》中指出，有硅酮制剂、积雪苷和洋葱提取物等，一般要连续使用3~6个月，使用至疤痕基本进入成熟期。

硅胶相关材料是目前治疗增生性疤痕最有效的药物之一，常用的硅酮制剂类型包括形态为膏状的硅凝胶及形状固定的硅橡胶。硅树脂材料可增加肥厚性疤痕及疤痕疙瘩的弹性，减少疤痕面积达60%~100%，基本上是一种无损伤疗法，除可引起轻微的皮疹外，几乎无任何并发症。除了治疗作用外，某些学者还认为手术切除后使用硅树脂材料可以防止75%~85%的肥厚性疤痕及疤痕疙瘩的形成。硅树脂还可作为抗生素及其他药物的载体。与激素注射疗法相比，该疗法起效早，疤痕外观也较理想。洋葱提取物和积雪苷均可与硅酮制剂搭配使用，洋葱提取物有助于改善疤痕外观、质地、高度等。口服药物方面可以选择积雪苷片，有助于疤痕的恢复[62, 63]。

9.色素脱失疗法

疤痕色素脱失治疗方法包括激光治疗、色素移植、手术治疗等方法，具体治疗方法需根据个体情况进行选择。

疤痕色素脱失可以进行激光、手术等治疗，有助于改善症状。此外，待色素脱失症状改善后，患者还需要注意疤痕保湿、防晒。2020版《疤痕早期治疗共识》推荐外用硅酮制剂，早期规范使用可以起到保湿、防晒、减少刺激等作用，加快激光治疗后的恢复，使治疗效果更好。

总体来说，疤痕色素脱失治疗需要根据病因进行个体化选择，优化治疗方案，才能达到更好的疗效。当身体出现某些疾病反应时，如果不进行有效处理，那么对身体来说也会造成危害和损害的，建议应根据实际情况来进行有效的处理和改善。

10.修饰疗法

疤痕往往会给患者的外表带来很多心理困扰，焦虑、失落、自卑。尽管疤痕治疗技术已经非常先进，疤痕修饰对很多患者仍然很重要、很有效。就像人化妆一样，疤痕修饰首先要选择合适的产品：产品经涂抹后颜色要更接近肤色，尽可能减少视觉差异。在修饰的同时，如果能具有SPF防晒功能，则还可以通过防晒预防疤痕加重，促进其成熟。市场上有很多具有防晒功能的修饰产品，但由于疤痕往往比较敏感，建议选择医药级产品使用，普通化妆品则可能因为成分复杂而引起疤痕过敏。为满足临床需求，笔者开发的Ⅱ类医疗器械硅凝胶产品，是一款具有防晒功能的疤痕修饰产品，在临床应用上已取得了很好的效果[64]。

以上是疤痕的常用治疗方法，总的来说治疗方法很多，不同类型的疤痕适用的治疗方法不同，同一个疤痕的不同阶段的治疗方法也不尽相同。总之，疤痕治疗往往需要多种手段联合，而且要坚持持续治疗。除以上治疗手段外，患者在日常生活中需要佩戴防晒帽、穿着防晒衣等，减少紫外线对局部进行照射，也有助于缩短恢复期，同时还需要保持局部的干爽与清洁。

3.4 疤痕外用产品现状与合规化要求

疤痕外用产品指的是用于疤痕形成后疤痕辅助治疗和预防的产品。常用的医疗器械产品是硅酮制剂，包括硅酮凝胶和硅酮贴两大类。硅酮制剂是中国临床疤痕治疗指导原则中推荐使用的外用制剂（针对未成熟疤痕、线性疤痕增生期、创面愈合后），可单一使用或联合使用，在目前的指南中被推荐为预防和治疗增生性疤痕和疤痕疙瘩的"金标准"。硅酮制剂采用硅酮作为原材料，通过在疤痕和外界环境之间提供一层物理屏障，保持疤痕湿润和清洁，从而改善疤痕的整体情况，使疤痕面积减小，颜色变淡，起到治疗作用。

3.4.1 疤痕外用产品类型

1. 硅酮贴类

市售硅酮贴类根据厚薄分为薄型、厚型，可根据疤痕部位做成不同形状，如圆形、方形等，另外也会有外观颜色之分，如透明、肤色等。厚型硅酮贴修复疤痕的性能更强，效果更佳，但因为厚度原因，边角容易被衣物等刮碰到，贴在身体活动部位存在脱落的可能性。硅酮贴类使用时直接贴在疤痕部位，使用舒适感高，也可以进行二级加固包扎，一般可重复清洁使用，有保湿水合软化疤痕、加压、减张等作用；但若粘到了衣物毛絮等，则黏性降低，需及时用清水冲洗，否则极易脱落。硅酮贴清洁次数不能太多，否则失去粘性，耐用性不佳，性价比较低。

2. 涂抹型硅酮凝胶

疤痕凝胶主要由聚二甲基硅氧烷组成，有单一硅酮制剂和复方硅酮制剂之分。单一硅酮制剂主要依靠被动锁水、减轻炎性浸润、软化促修复发挥作用；而复方硅酮制剂是在单一硅酮制剂的基础上增加保湿、防晒遮盖、抗氧化功能，更加全方位地治疗和修复疤痕。凝胶剂型决定了以下优缺点，优点是使用方便，不存在脱落风险；铺展性好，适用于几乎所有部位，包括身体运动部位；隐形，不影响化妆等。

缺点是无加压作用，基本无减张作用；容易被外力剐蹭掉而失去作用等。以上两种类型的硅酮产品各有利弊，疤痕患者应根据自身需求选择使用。

3.4.2 疤痕产品市场现状

目前，皮肤病患病率的上升和消费者对疤痕治疗的认识不断提高，是推动疤痕修复材料产品市场增长的关键因素。人民对美的追求日益增长，对疤痕治疗的需求也持续增加。此外，城市化进程的加快、可支配收入的增加、富裕人口的增加、服务提供商的积极促销活动，预计将在未来几年推动疤痕修复材料产品市场。疤痕修复材料产品具有无创、无痛、治疗效果良好、使用简单方便等优点，也深受广大疤痕患者的欢迎，尤其是在儿科和妇产科有极大的市场。在此需求市场扩大的催生下，我国的疤痕修复产品生产企业不断增多，产品不断增加，正在逐渐改变以境外注册产品占主导地位的局面。从国家药品监督管理局的疤痕产品批件数量和线上产品的销售数量可以看出，近几年疤痕修复产品呈爆发式增长。产品的研发上市是需要周期的，太过于着急上市或者着急占领市场往往会忽略产品的研发质量，导致效果大打折扣。疤痕修复产品在我国的监管类别属于Ⅱ类医疗器械，其预期功能是用于疤痕修复的辅助治疗，不能替代药物治疗，其上市过程是需要企业按照《疤痕修复材料注册审查指导原则》完成相应研究后，上报资料经国家药品监督管理局审评通过后才能取得医疗器械注册证。以线上疤痕修复产品为例，多存在夸大宣传等问题，比如有的硅酮制剂宣传新老疤痕均有效，但事实上对于老疤痕，也就是成熟疤痕，外用制剂是无效的，只有修复重建才能修复成熟疤痕。

3.4.3 疤痕产品的合规化

查询国家药品监督管理局官方网站中进口医疗器械与国产医疗器械注册情况，将检索到的信息进行汇总，结果如表3.7所示。

表3.7　进口医疗器械与国产医疗器械注册检索结果

检索范围	检索词	相关产品词条数	产品状态
国械进注	疤痕	11条	凝胶、敷贴
国械进注	硅凝胶	9条	凝胶、敷贴、液体
境内注册	疤痕	224条	凝胶、敷贴、液体
境内注册	硅凝胶	83条	凝胶、敷贴、液体

以上产品均作为Ⅱ类医疗器械注册审批，产品结构及组成/主要组成成分包含聚二甲基硅氧烷，适用范围/预期用途为辅助改善皮肤病理性疤痕，辅助预防皮肤病理性疤痕的形成，不适用于未愈合的伤口。按照《医疗器械监督管理条例》有关规定，根据《决策是否开展医疗器械临床试验技术指导原则》等规范要求，2022年5月19日，国家药品监督管理局医疗器械技术审评中心发布《关于发布〈医疗器械分类目录〉子目录11、12、13、14、15、17、22相关产品临床评价推荐路径的通告（2022年第20号）》，其中提出本产品临床评价的推荐路径为同品种临床评价。但《医疗器械分类目录》中所划定的本产品适用范围并未明确产品临床使用的时间与阶段，不能满足规范临床应用的需求，同时由于疤痕修复材料产品的性状不同，对产品的性能要求也存在较大差异。截至2022年，我国尚没有与本类产品相关的国家标准、行业标准出台，导致在监管方面存在尺度不一的问题。这都是现阶段疤痕修复产品乱象产生的原因。

2022年9月16日，国家药品监督管理局发布《疤痕修复材料产品注册审查指导原则（2022年第35号）》，该指导原则由天津市医疗器械审评查验中心牵头，组织相关单位共同制定。旨在提供系统规范的指南性文件，用于指导注册申请人进行注册申报，同时也为技术审评部门提供技术指导。该指导原则是对疤痕修复材料产品注册申报资料的一般要求。2021~2023年间，以中国生物医学工程学会为归口单位，由天津市医疗器械审评查验中心牵头，组织相关单位共同制定了《聚二甲基硅氧烷疤痕修复产品》（T/CSBME 068-2023）团体标准（图3.6），该标准于2023年7月7日发布，对疤痕修复材料产品的性能指标及试验方法有了进一步的规范，对导则中本部分内容进行补充。尽管《疤痕修复材料产品注册审查指导原则（2022年第35号）》和《聚二甲基硅氧烷疤痕修复产品》（T/CSBME 068-2023）团体标准规范了我国疤痕产品注册审批的要求，但仍然需要制定出台相应的国家标准、行业标准等规范化文件，以保证疤痕修复产品的合规化。

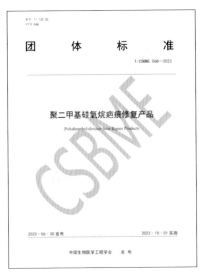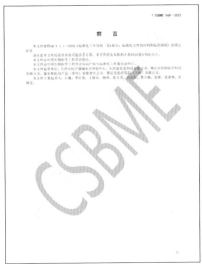

图3.6 聚二甲基硅氧烷疤痕修复产品团体标准（左：封面；右：前言）

3.5 疤痕临床案例

3.5.1 疤痕疙瘩

案例1 患者女，68岁，前胸疤痕疙瘩，药物介入配合口服中药汤药调理体质、使用精准脉冲光（Delicate pulse light，DPL）、日常抗炎、保湿护理，以抑制增生，治疗至疤痕高度降低、痛痒感基本消失，结果见图3.7。

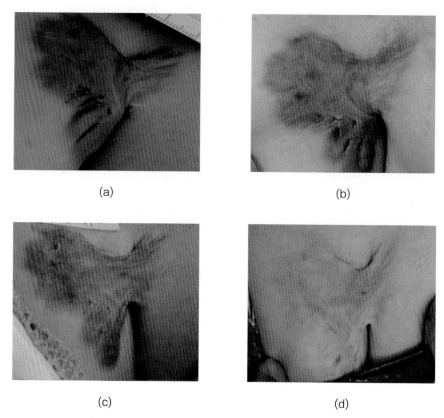

(a)　　　　　　　　　　　　　　　　(b)

(c)　　　　　　　　　　　　　　　　(d)

图3.7　(a) 治疗前患处炎症明显，持续增生，有痛痒感；(b) 药物介入配合口服中药汤药调理体质、使用DPL、抗炎、保湿护理2个月；(c) 多次药物介入配合口服中药汤药、使用DPL、抗炎、保湿护理7个月；(d) 持续抗炎保湿日常护理，炎症消退明显，高度明显下降，痒感痛感消失

　　案例2　患者女，58岁，腹部疤痕疙瘩，多次药物介入配合口服中药汤药调理体质、日常抗炎、使用硅酮制剂、保湿护理后，疤痕疙瘩高度降低，症状得到明显控制，结果见图3.8。

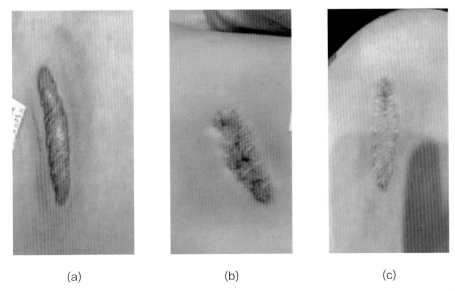

(a)　　　　　　　　　(b)　　　　　　　　　(c)

图3.8　(a) 治疗前疤痕疙瘩，患处有炎症，有痛痒感；(b) 药物介入配合抗炎、使用硅酮制剂、保湿护理2个月；(c) 持续抗炎、保湿日常护理6个月，炎症消退明显，高度明显下降，痛痒感消失

案例3 患者女，外伤导致的疤痕疙瘩，治疗前患处暗红，高度明显，经使用 DPL与包扎抗炎药物、保湿防过敏等手段，治疗6个月后，高度恢复至与周围皮肤接近，暗红明显退去，结果见图3.9。

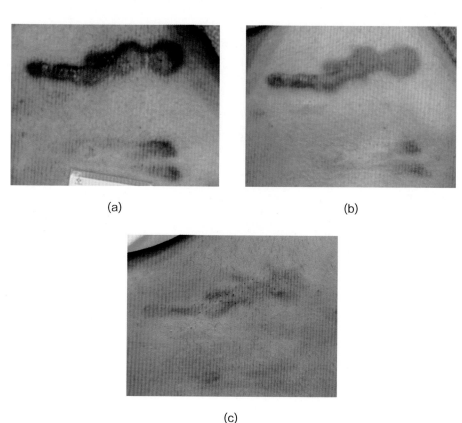

(a)

(b)

(c)

图3.9 (a) 治疗前疤痕疙瘩，患处暗红，高度明显；(b) 使用DPL与包扎抗炎药物、使用硅酮制剂、保湿防过敏治疗3个月；(c) 持续抗炎、保湿防过敏日常护理治疗6个月，炎症消退明显，颜色明显退去，高度明显下降

3.5.2 炎性增生性疤痕

案例1 患者女，儿童，烫伤至全身严重增生性疤痕，经DPL、加压包扎抗炎软化药物、使用硅酮制剂、保湿防过敏护理等手段相结合，修复至高度下降、炎症基本退去，结果见图3.10。

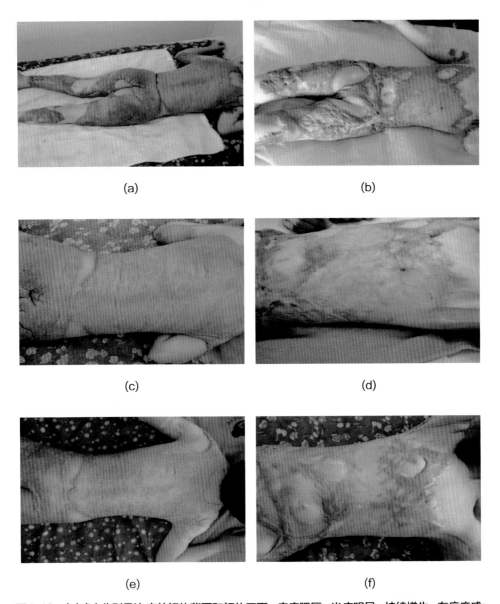

(a) (b)

(c) (d)

(e) (f)

图3.10 (a)(b)分别是治疗前躯体背面和躯体正面，疤痕肥厚，炎症明显，持续增生，有瘙痒感；(c)(d)分别是躯体背面和躯体正面经DPL、加压包扎抗炎软化药物、使用硅酮制剂等手段治疗1年后；(e)(f)分别是躯体背面和躯体正面持续使用DPL、加压包扎抗炎软化药物、使用硅酮制剂等手段治疗2年后，疤痕逐渐进入成熟期，高度明显下降，颜色消退明显，痒感消退明显

案例2 患者女，6岁，脚部外伤导致疤痕增生，仍处于炎性生长期，高度明显，影响行走。经药物介入配合DPL、包扎抗炎药物、加压、保湿防过敏等手段，治疗5个月，结果见图3.11。

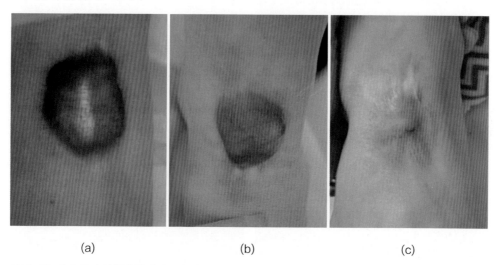

(a)   (b)   (c)

图3.11 (a) 治疗前增生性疤痕，高度明显，可见血管，持续增生，有痛痒感，影响行走；(b) 2次药物介入配合DPL和加压包扎抗炎药物、使用硅酮制剂治疗2个月，疤痕软化，高度略下降，血管消退；(c) 4次药物介入配合DPL和加压包扎抗炎药物、使用硅酮制剂、保湿防过敏日常护理，高度和颜色恢复至基本与周围皮肤相同，无其他症状

案例3 患者男，4岁，脚部因烫伤导致增生，高度明显，可见血管，经DPL配合压力疗法、包扎抗炎药物、使用硅凝胶制剂等，治疗至高度和颜色恢复与周围皮肤接近，无其他症状，结果见图3.12。

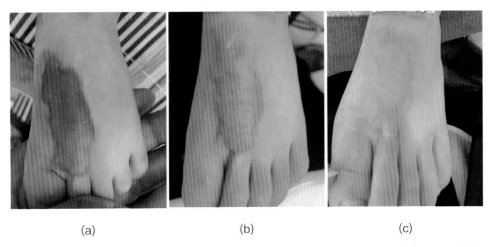

    (a)   (b)   (c)

图3.12 (a) 治疗前增生性疤痕，高度明显，可见血管，持续增生，有痛痒感；(b) DPL配合加压包扎抗炎药物、使用硅酮制剂治疗3个月，疤痕软化，高度略下降，血管逐渐消退，炎症逐渐消退，颜色明显消退；(c) 持续加压包扎抗炎药物、软化降解胶原，另外使用硅酮制剂、保湿防过敏日常护理治疗9个月，高度和颜色恢复至基本与周围皮肤相同，无其他症状

案例4 患者女，剖腹产术后疤痕增生，有炎症，仍处于生长期，质地较硬，有痛痒感，经抗炎、软化、发光二极管（Light emitting diode，LED）红光照射、保湿等治疗后，疤痕进入成熟期，且高度和颜色基本恢复与周围皮肤接近，痛痒感消失，结果见图3.13。

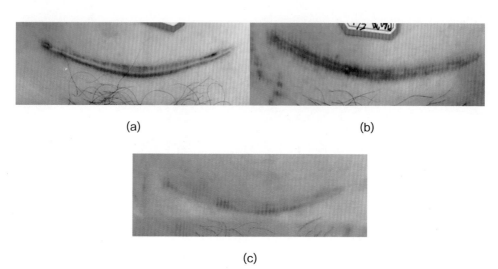

(a)   (b)

(c)

图3.13 (a)治疗前增生明显，颜色发红，质地较硬，有痒痛感；(b)先加压包扎抗炎药物、使用硅酮制剂等软化疤痕，降低炎症促进成熟，治疗1个月；(c)持续加压包扎抗炎药物、软化降解胶原，另外使用硅酮制剂、保湿防过敏日常护理治疗6个月，高度和颜色恢复至基本与周围皮肤相同，无其他症状

案例5　患者女，28岁，甲状腺术后疤痕增生，颜色发红，质地较硬，有痛痒感。经代谢降解胶原配合加压包扎抗炎药物，使用硅酮制剂，并做好保湿防晒。治疗4个月，结果见图3.14。

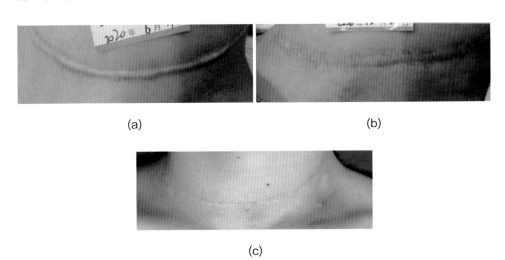

(a)　　　　　　　　　　　　　(b)

(c)

图3.14　(a) 治疗前增生明显，颜色发红，质地较硬，有痛痒感；(b) 先加压包扎抗炎药物、软化降解疤痕胶原，治疗2个月，高度明显下降，仍有炎症；(c) 持续包扎抗炎药物，另外使用硅酮制剂、保湿防过敏日常护理治疗4个月，高度和颜色恢复至基本与周围皮肤相同，无其他症状

案例6　患者男，手术后导致肩部增生性疤痕，颜色发红，质地较硬，有痛痒感。经软化、加压包扎抗炎药物、保湿等手段相结合，促进疤痕成熟，高度降低，恢复颜色，结果见图3.15。

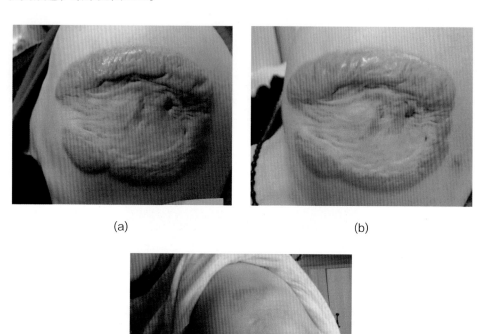

(a)

(b)

(c)

图3.15　(a) 治疗前增生明显，四周高于中间且颜色发红，质地较硬，有痛痒感；(b) 先加压包扎抗炎药物，软化促进疤痕成熟，治疗半个月；(c) 持续包扎抗炎药物，另外使用硅酮制剂、保湿防过敏日常护理治疗6个月，高度恢复至基本与周围皮肤相同，无痒痛感

案例7 患者女，幼儿，天生兔唇，严重影响进食及外表美观。经手术治疗配合术后使用硅凝胶制剂预防疤痕形成，结果见图3.16。

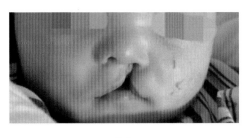

(a)

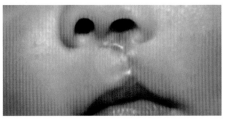

(b)

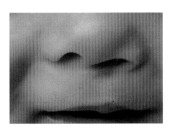

(c)

图3.16 (a) 手术治疗前组织缺失明显，影响进食和外表美观；(b) 手术缝合1个月出现增生，开始使用硅酮制剂预防疤痕增生；(c) 持续使用硅酮制剂、保湿日常护理治疗6个月，恢复正常唇部进食功能和美观度

3.5.3 新伤口疤痕

案例1 患者男，中年，因外伤导致面部划伤，伤口长约10厘米，手术缝合，拆线后持续使用水胶体敷料、硅酮制剂，结果见图3.17。

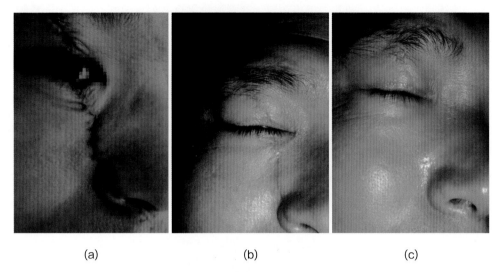

| (a) | (b) | (c) |

图 3.17 (a) 外伤缝合拆线后，患处发红，缝线处存在明显疤痕增生，并伴随组织挛缩；(b) 采用抗炎、挛缩松解、代谢胶原配合医用护创防疤敷料贴、硅酮制剂、保湿护理等手段处理2个月，疤痕明显好转；(c) 持续使用硅酮制剂、精细修复皮肤纹理、保湿、防晒日常护理治疗至6个月，患处基本恢复至与周围皮肤接近，无明显疤痕

案例2 患者女，儿童，因外伤导致头面部划伤，伤口长约5厘米，手术缝合，拆线后持续使用医用护创防疤敷料贴、硅酮制剂，结果见图3.18。

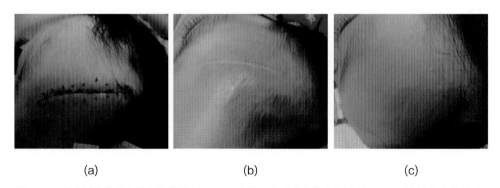

| (a) | (b) | (c) |

图 3.18 (a) 外伤缝合拆线后，缝线处明显有痕迹，出现疤痕增生；(b) 使用医用护创防疤敷料贴、硅酮制剂、代谢胶原、保湿护理手段处理2个月，增生高度降低；(c) 持续使用硅酮制剂、代谢胶原、精细修复皮肤纹理、保湿、防晒日常护理治疗5个月，患处基本恢复至与周围皮肤接近，无明显疤痕

3.5.4 普通增生性疤痕

案例1 患者女，33岁，额头因外伤留下疤痕，长约4厘米，疤痕凸出，较硬，影响美观。经电离子配合医用护创防疤敷料贴、医用水胶体敷料、硅酮制剂、防晒产品、保湿护理后，结果见图3.19。

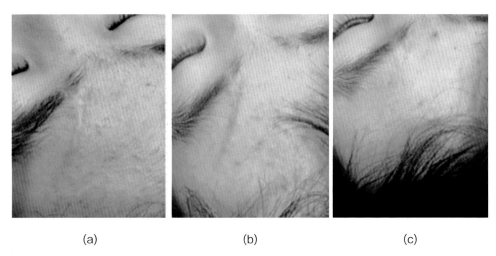

| (a) | (b) | (c) |

图3.19 (a) 治疗前增生性疤痕，高度明显，与周围皮肤界限清楚; (b) 电离子配合医用护创防疤敷料贴、医用水胶体敷料等湿性愈合产品，愈合后涂抹具有防晒功效的硅酮制剂预防疤痕，治疗2个月，高度基本恢复与正常皮肤接近，仍发红; (c) 持续使用硅酮制剂、精细修复皮肤纹理、保湿、防晒日常护理治疗5个月，患处基本恢复至与周围皮肤接近，无明显疤痕

案例2 患者女，鼻翼下方增生，质地硬，颜色与周围皮肤接近，影响美观。经电离子配合医用护创防疤敷料贴、医用水胶体敷料、硅酮制剂、防晒产品、保湿护理后，结果见图3.20。

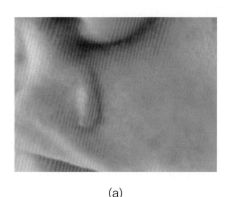

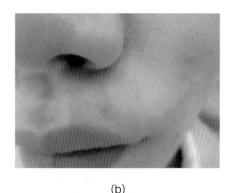

(a)   (b)

图3.20 (a) 治疗前增生性疤痕，高度明显，颜色与周围皮肤接近；(b) 电离子配合医用护创防疤敷料贴、医用水胶体敷料等湿性愈合，愈合后涂抹具有防晒功效的硅酮制剂预防疤痕，配合精细修复皮肤纹理、保湿、防晒日常护理治疗至5个月，患处基本恢复至与周围皮肤接近，无明显疤痕

3.5.5 凹陷性疤痕

案例1 患者女，35岁，额头凹陷疤痕，凹陷明显，颜色发白，与周围皮肤差异明显。经手术切除并减张缝合，配合医用护创防疤敷料贴、医用水胶体敷料、硅酮制剂等，结果见图3.21。

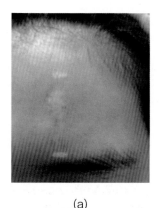

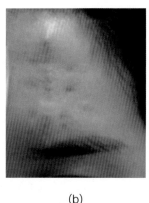

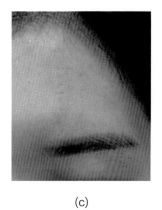

(a)   (b)   (c)

图3.21 (a) 治疗前凹陷明显，颜色发白；(b) 手术切除缝合后，配合医用护创防疤敷料贴、医用水胶体敷料等湿性愈合，愈合后涂抹具有防晒功效的硅酮制剂预防疤痕，凹陷症状消失；(c) 持续使用硅酮制剂、保湿、防晒日常护理治疗4个月，凹陷完全修复，颜色与周围皮肤无差异

案例2 患者男，痤疮导致凹陷性疤痕，深度和边缘明显且局部发红。经局部 CO_2 点阵激光配合医用护创防疤敷料贴、医用水胶体敷料、硅酮制剂、防晒保湿护理，结果见图3.22。

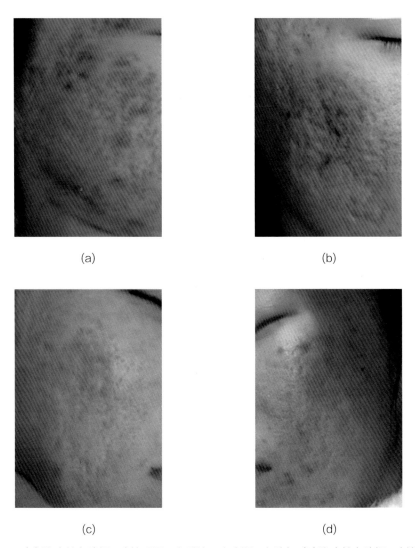

(a)   (b)

(c)   (d)

图3.22 (a) 治疗前左脸颊，痘坑明显，个别处于痤疮期，有脓包；(b)治疗前右脸颊，痘坑明显，且连接成片；(c)左脸颊，痤疮消毒抗炎后，使用 CO_2 点阵激光配合医用护创防疤敷料贴、医用水胶体敷料等湿性愈合，愈合后涂抹具有防晒功效的硅酮制剂预防疤痕，治疗8个月，痘坑生长明显，色泽与周围颜色接近；(d)右脸颊，CO_2 点阵激光配合医用护创防疤敷料贴、医用水胶体敷料等湿性愈合，愈合后涂抹具有防晒功效的硅酮制剂预防疤痕，治疗8个月，痘坑生长明显，色泽与周围颜色接近

3.5.6　色沉疤痕

案例1　患者女，因面部皮炎导致明显色沉，经钻石微雕配合抗炎、防晒、保湿护理，结果见图3.23。

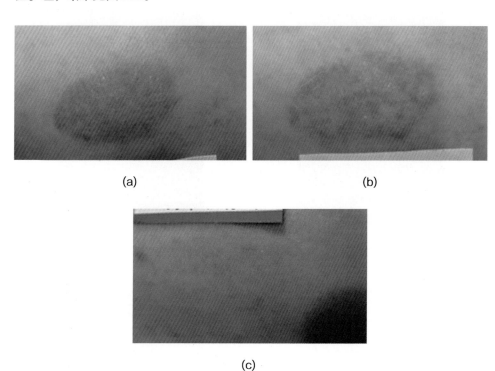

(a)　　　　　　　　(b)

(c)

图3.23　(a) 治疗前色沉明显；(b) 钻石微雕配合抗炎、防晒、保湿护理2个月，色沉略改善；(c) 持续使用抗炎、防晒、保湿护理4个月，色沉退去，颜色与周围皮肤无差异

案例2　患者女，面部色沉3年以上，经钻石微雕、DPL配合抗炎、防晒、保湿护理，结果见图3.24。

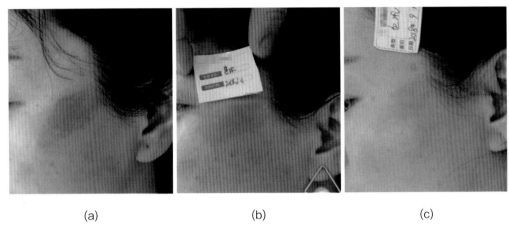

(a)　　　　　　　　　　(b)　　　　　　　　　　(c)

图 3.24　(a) 治疗前色沉明显，其他部位有点状色沉；(b) 钻石微雕、DPL配合抗炎、防晒、保湿护理2个月；(c) 持续使用抗炎、防晒、保湿护理5个月，色沉褪去，颜色与周围皮肤无差异

3.5.7　挛缩性疤痕

案例1　患者男，右耳下部因烧伤留下挛缩性疤痕，经局部药物介入配合加压包扎抗炎药物、电动微针等，结果见图3.25。

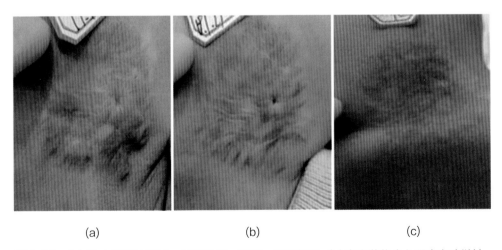

(a)　　　　　　　　　　(b)　　　　　　　　　　(c)

图 3.25　(a) 治疗前挛缩明显，局部略红，稍硬，影响美观；(b)多次药物介入配合电动微针、抗炎、防晒、保湿护理等治疗3个月；(c) 持续电动微针配合代谢降解胶原、精细皮肤纹理修护、防晒、保湿护理等治疗8个月，患处挛缩基本消失，与周围皮肤接近

案例2 患者女，腋下挛缩性疤痕，偶见痒痛，外观不美观，经抗炎、按摩等逐渐改善挛缩纹路，外观颜色基本恢复至与周围皮肤接近，结果见图3.26。

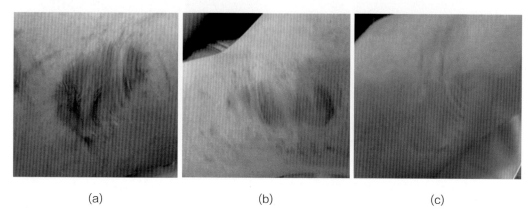

     (a)   (b)   (c)

图3.26 (a) 治疗前腋下挛缩，影响外表美观；(b) 松解挛缩，使用抗炎、软化、硅酮制剂保湿处理3个月；(c) 精细护理皮肤纹理，持续使用硅酮制剂、保湿日常护理治疗7个月，恢复正常颜色和纹路

3.6 疤痕管理

3.6.1 疤痕管理的长期性与必要性

疤痕管理是一个长期、连续、完整的过程，一方面由于疤痕的发生、发展及治疗均是一个长期过程，该过程通常比较长。2017年由夏照帆院士等制定的《中国临床疤痕防治专家共识》首创性提出12字防治原则，即"早期干预、联合治疗、充分治疗"，对于"充分治疗"，专家组强调以下2个重点：第一，要坚持全程治疗。这是因为疤痕的发生、发展是一个长期过程，其治疗也是如此。第二，坚持分阶段治疗，不同阶段的疤痕治疗方案可能不同，治疗过程需阶段性评估当前疤痕情况和前期治疗效果而给予合适的治疗方案。另外，疤痕的发生具有好发人群倾向，对于这类人群做好长期管理，能更好地预防疤痕的发生、形成及发展。病理性疤痕的发生率在易发人群中更高，但易发人群并没有确切的定义和范围。例如，流行病学调查表

明，疤痕疙瘩的发生率明显与人种有相关性，与肤色呈正相关，肤色越深，产生疤痕疙瘩的风险越高[65, 66]，非洲黑种人发生疤痕疙瘩的概率是欧洲白种人的 15 倍[67]。

　　总之，不论是处于需要治疗阶段的疤痕还是已经修复好的疤痕，均需要长期管理。对于正在处于治疗阶段的疤痕，树立长期管理的观念，有助于提升疤痕治疗修复的效果、改善疤痕疙瘩等患者的生活质量、提升患者的自我管理能力，提高依从性等[68]。对于已经修复好的疤痕，加强对疤痕的管理，可以降低新疤痕形成的概率和程度。

3.6.2　如何做好疤痕管理

　　要做好疤痕的管理，需要医护人员和患者的共同努力。目前疤痕的治疗尚无特效方法，难以让疤痕皮肤恢复到正常皮肤状态，皮肤损伤后形成的疤痕性状差别较大，治疗和管理目标相差较大[69]。不管是医护人员还是患者自身，首先要明确疤痕管理目标：如缓解疤痕症状、加速疤痕形成过程、预防疤痕引起的畸形、减少疤痕引起的功能缺陷、重视疤痕病人心理健康、尽可能恢复疤痕对外观的影响等。其次，要了解现阶段的疤痕管理使用的手段，包括医疗治疗手段和日常护理手段。常用的医疗治疗手段有手术治疗、激光治疗、注射激素、压力疗法、外用硅酮制剂、佩戴减张器以及多种手段的联合使用。医疗手段是应用较多、较早、较成熟的手段，通常能解决疤痕患者的大部分需求，已取得了很好的效果[70]。但医疗手段结合疤痕的精细化管理往往能取得更好的预期效果，也会让治疗过程更加顺利。

　　增强护创防疤意识、预防感染、减小张力影响、保湿护理、防晒、注意饮食是有效的疤痕日常管理方法。(1) 增强护创防疤意识：前面已经提到疤痕治疗的复杂性、困难性，预防的重要性被反复强调。护创防疤理念是加强创面护理，可加速创面愈合，缩短创面愈合时间，减少疤痕形成的概率和程度。患者产生伤口后，可以选用先进的湿性愈合敷料护理创面，如水胶体敷料、医用护创防疤敷料贴等，这类敷料的优势有：①吸收创面渗液，保持创面处于适宜的湿度；②保持创面处于接近人体体温的温度；③具有较好的水蒸气和气体透过性能；④隔离保护作用，防止污染。(2)预防感染：感染容易发生在伤口愈合阶段及疤痕破溃后，导致创面愈合延迟或难愈合，会使形成的疤痕更加严重。患处有创面时，要做好创面清洁、消毒。清洁创面时，可先用生理盐水清洗患处，除去血痂、异物等，然后使用创面消毒剂等进行消毒，晾干后再进行包扎。对于未经清洁、消毒的产品，不建议密封包扎，避免密封后厌氧菌增殖、定植。(3)减小张力影响：多数疤痕的增生与皮肤本身的张力有一定关系，一般张力越大的部位形成疤痕的概率越大，形成的疤痕也越严重。佩戴减张器是一种有效的减张方法，包括减张拉链和减张胶布。除此之外，减少疤痕部位的活动、拉伸、弯曲等，也可以减少张力。(4)增强防晒意识：这是大多数人都应具备的意识，尤其是裸露部位的疤痕和创面。有效的防晒方式包括：物理防晒，例如使用太阳伞、帽子、口罩、墨镜、防晒衣物等；使用有防晒功能的疤痕产品，如有防晒作用的硅凝胶，可减轻疤痕炎症性充血后导致的色素沉着等。(5)保湿护理：常通过使用有保湿功能的产品来实现，如疤痕凝胶类以及硅胶贴等均可以在一定程度上提升疤痕表面的水合程度，软化疤痕，消除症状达到减轻瘙痒、降低硬度等效果。(6)日常饮食注意事项：虽然尚没有确切的证据证明饮食跟疤痕形成有关，但牛羊肉、海鲜、辛辣刺激类食物往往会刺激疤痕疙瘩而发生过敏，进而出现增生、瘙痒、疼痛症状，使疤痕疙瘩加重。所以，对于处于新伤口、疤痕炎性增生期的患者，应尽量避免食用牛羊肉、海鲜、辛辣刺激类食物并忌烟酒；有疤痕疙瘩体质的患者，除上述禁忌外，还需避免油腻、甜食、牛奶等食物，避免疤痕加重，否则不但会影响现有自身疤痕的恢复，而且可能引发新的疤痕疙瘩。另外，蚊虫叮咬后虽一般不会产生疤痕，但易留下色素沉积，色素持久不退，非常影响美观。所以在出现蚊虫叮咬伤后，应及时进行抗炎止痒护理，补水保湿和物理防晒，并避免抓挠等。

3.7　疤痕完美修复的最后"一公里"

　　尽管目前的疤痕治疗手段已经非常先进，但仍有一些疤痕尚不能得到很好的治疗和修复。①细小的、表浅性疤痕虽然相对"表浅"，但其发病率高，影响美观，治疗需求高，而现有治疗手段一般无法修复至预期；②对于儿童、孕妇等特殊人群，如有疤痕疙瘩，在选择激素注射、手术等手段时往往要更加慎重，当无法选择医疗手段时，疤痕就可能得不到有效治疗；③术后缝合后的伤口，一般拆线后不做其他护理而导致疤痕增生。笔者开发的疤痕精细化护理和辅助患者做好疤痕管理方法，与临床医疗手段形成互补，可以更好地完成以上疤痕的修复治疗。

目前常用的医疗介入手段有手术、激光、注射、微晶、口服中药制剂，相对医疗介入手段，精细化护理手段往往更加温和，比如果酸降解胶原、中药降低疤痕炎症、预防疤痕过敏及敏感疤痕护理、医疗介入后的护理、疤痕防晒等。除此之外，笔者自2019年至今，联合南京皮肤病研究所张怀亮、陈正琴教授，开发了针对不同类型疤痕疙瘩患者的口服中药制剂，可单独或联合医疗介入手段使用，也取得了一定的疗效。

笔者坚持创面与疤痕的闭环思路，在产品开发上，研发了兼具创面护理和疤痕防治功能的医用护创防疤敷料贴，并首次提出护创防疤的理念。在临床治疗方案上，对于成熟疤痕的修复，采用修复重建的思路，将疤痕破坏形成新创面，再次利用湿性愈合模式配合减张、压力疗法等手段减小新创面愈合后形成疤痕的概率和程度，完成最终治疗。这也是护创防疤理念的一种临床实践。此外，紧跟疤痕机制研究，在帮助患者做好疤痕防晒注意事项的同时，还开发了具有防晒功能的硅凝胶产品，尤其适用于暴露部位的疤痕及疤痕的修饰治疗。

参考文献

[1] 蔡景龙, 金哲虎. 对皮肤瘢痕新分类方法的思考[J], 中国美容医学, 2023, 32 (10): 183~187.

[2] Lipman K, Wang M, Berthiaume E, et al. Evaluating current scar assessment methods[J]. Annals of Plastic Surgery, 2020, 84 (2): 222~231.

[3] Nurkesh A, Jaguparov A, Jimi S, et al. Recent advances in the controlled release of growth factors and cytokines for improving cutaneous wound healing[J]. Frontiers in Cell and Developmental Biology, 2020, 8: 638.

[4] Kalgudde G S, Dai R, Stefanska A M, et al. Wound infiltrating adipocytes are not myofibroblasts[J]. Nature Communications, 2023, 14 (1): 3020.

[5] Yin J L, Wu Y, Yuan Z W, et al. Advances in scarless foetal wound healing and prospects for scar reduction in adults[J]. Cell Proliferation, 2020, 53 (11): e12916.

[6] Dekoninck S, Blanpain C. Stem cell dynamics, migration and plasticity during wound healing[J]. Nature Cell Biology, 2019, 21 (1): 18~24.

[7] Schoenenberger A D, Foolen J, Moor P, et al. Substrate fiber alignment mediates tendon cell response to inflammatory signaling[J]. Acta Biomaterialia, 2018, 71: 306~317.

[8] Hesketh M, Sahin K B, West Z E, et al. Macrophage phenotypes regulate scar formation and chronic wound healing[J]. International Journal of Molecular Sciences, 2017, 18 (7): 1545.

[9] Ud-Din S, Wilgus T A, Bayat A. Mast cells in skin scarring: a review of animal and human research[J]. Frontiers in Immunology, 2020, 11: 552205.

[10] Wilgus T A. Inflammation as an orchestrator of cutaneous scar formation: a review of the literature[J]. Plastic and Aesthetic Research, 2020, 7: 54.

[11] Shafiee A, Cavalcanti A S, Saidy N T, et al. Convergence of 3D printed biomimetic wound dressings and adult stem cell therapy[J]. Biomaterials, 2021, 268: 120558.

[12] Liu S, Jiang L, Li H, et al. Mesenchymal stem cells prevent hypertrophic scar formation via inflammatory regulation when undergoing apoptosis[J]. The Journal of Investigative Dermatology, 2014, 134 (10): 2648~2657.

[13] Moon J, Yoon J Y, Yang J H, et al. Atrophic acne scar: a process from altered metabolism of elastic fibres and collagen fibres based on transforming growth factor-β1 signaling[J]. The British Journal of Dermatology, 2019, 181 (6): 1226~1237.

[14] Frangogiannis N. Transforming growth factor-β in tissue fibrosis[J]. The Journal of Experimental Medicine, 2020, 217 (3): e20190103.

[15] Dao D T, Anez-Bustillos L, Adam R M, et al. Heparin-binding epidermal growth factor-like growth factor as a critical mediator of tissue repair and regeneration[J]. The American Journal of Pathology, 2018, 188 (11): 2446~2456.

[16] Kim H, Anggradita L D, Lee S J, et al. Ameliorating fibrotic phenotypes of keloid dermal fibroblasts through an epidermal growth factor-mediated extracellular matrix remodeling[J]. International Journal of Molecular Sciences, 2021, 22 (4): 2198.

[17] Goh M, Hwang Y, Tae G. Epidermal growth factor loaded heparin-based hydrogel sheet for skin wound healing[J]. Carbohydrate Polymers, 2016, 147: 251~260.

[18] Zubair M, Ahmad J. Role of growth factors and cytokines in diabetic foot ulcer healing: a detailed review[J]. Reviews in Endocrine & Metabolic Disorders, 2019, 20 (2): 207~217.

[19] Kumar I, Staton C A, Cross S S, et al. Angiogenesis, vascular endothelial growth factor and its receptors in human surgical wounds[J]. The British Journal of Surgery, 2009, 96 (12): 1484~1491.

[20] Short W D, Wang X, Li H, et al. Interleukin-10 producing T lymphocytes attenuate dermal scarring[J]. Annals of Surgery, 2021, 274 (4): 627~636.

[21] Makino S, Mitsutake N, Nakashima M, et al. A novel NF-kappa B inhibitor, suppresses growth and type I collagen accumulation in keloid fibroblasts[J]. Journal of Dermatological Science, 2008, 51 (3): 171~180.

[22] Fujita M, Yamamoto Y, Jiang J J, et al. NEDD4 is involved in inflammation development during keloid formation[J]. The Journal of Investigative Dermatology, 2019, 139 (2): 333~341.

[23] Lim C P, Phan T T, Lim I J, et al. STAT3 contributes to keloid pathogenesis via promoting collagen production, cell proliferation and migration[J]. Oncogene, 2006, 25 (39): 5416~5425.

[24] Ray S, Ju X, Sun H, et al. The IL-6 trans-signaling-STAT3 pathway mediates ECM and cellular proliferation in fibroblasts from hypertrophic scar[J]. The Journal of Investigative Dermatology, 2013, 133 (5): 1212~1220.

[25] David C J, Massagué J. Contextual determinants of TGF-β action in development, immunity and cancer[J]. Nature Reviews, 2018, 19 (7): 419~435.

[26] Massagué J. How cells read TGF-beta signals[J]. Nature Reviews, Molecular Cell Biology, 2000, 1 (3): 169~178.

[27] Shi Y, Massagué J. Mechanisms of TGF-beta signaling from cell membrane to the nucleus[J]. Cell, 2003, 113 (6): 685~700.

[28] Condorelli A G, El Hachem M, Zambruno G, et al. Notch-ing up knowledge on molecular mechanisms of skin fibrosis: focus on the multifaceted notch signalling pathway[J]. Journal of Biomedical Science, 2021, 28 (1): 36.

[29] Lodyga M, Hinz B. TGF-β1- a truly transforming growth factor in fibrosis and immunity[J]. Seminars in Cell & Developmental Biology, 2020, 101: 123~139.

[30] Fang K, Wang R, Zhang H, et al. Mechano-responsive, tough, and antibacterial zwitterionic hydrogels with controllable drug release for wound healing applications[J]. ACS Applied Materials & Interfaces, 2020, 12 (47): 52307~52318.

[31] Harn H I, Ogawa R, Hsu C K, et al. The tension biology of wound healing[J]. Experimental Dermatology, 2019, 28 (4): 464~471.

[32] He J, Fang B, Shan S, et al. Mechanical stretch promotes hypertrophic scar formation through mechanically activated cation channel piezo1[J]. Cell Death & Disease, 2021, 12 (3): 226.

[33] Jiang W, Ting K, Lee S, et al. Fibromodulin reduces scar size and increases scar tensile strength in normal and excessive-mechanical-loading porcine cutaneous wounds[J]. Journal of Cellular and Molecular Medicine, 2018, 22 (4): 2510~2513.

[34] Sutlive J, Xiu H, Chen Y, et al. Generation, transmission, and regulation of mechanical forces in embryonic morphogenesis[J]. Small, 2022, 18 (6): e2103466.

[35] Luo L F, Shi Y, Zhou Q, et al. Insufficient expression of themelanocortin-1 receptor by human dermal fibroblasts contributes to excess collagen synthesis in keloid scars[J]. Experimental Dermatology, 2013, 22 (11): 764~766.

[36] Ogawa R. The most current algorithms for the treatment and prevention of hypertrophic scars and keloids: a 2020 update of the algorithms published 10 years ago[J]. Plastic and Reconstructive Surgery, 2022, 149 (1): 79e~94e.

[37] 曲春安, 董琳琳, 王连召. 瘢痕疙瘩的基础与临床研究现状[J]. 中华整形外科杂志, 2022, 38 (10): 1181~1186.

[38] 王成, 荣艳华, 宁方刚, 等. 不同年龄烧伤患者正常皮肤与增生性瘢痕中Ⅰ、Ⅲ型胶原含量及比值的研究[C]. 中华医学会烧伤外科学分会2009年学术年会论文汇编, 2009: 402~403.

[39] 徐琦, 刘伟. 不良饮食习惯影响瘢痕疙瘩形成的研究进展[J]. 中华烧伤与创面修复杂志, 2022, 38 (4): 5.

[40] 潘锋, 卫宝华, 郭伶俐. 病理性瘢痕评估方法研究进展[J]. 中国美容整形外科杂志, 2021, 7: 438~441.

[41] Draaijers L J, Tempelman F R, Botman Y A, et al. The patient and observer scar assessment scale: a reliable and feasible tool for scar evaluation[J]. Plastic and Reconstructive Surgery, 2004, 113 (7): 1960~1965.

[42] Durani P, Mcgrouther D A, Ferguson M W. The patient scar assessment questionnaire: a reliable and valid patient-reported outcomes measure for linear scars [J]. Plastic and Reconstructive Surgery, 2009, 123 (5): 1481~1489.

[43] 韩斌如, 王欣然. 压疮护理[M]. 科技文献出版社, 2019.

[44] 杜忠心, 许红梅. 湿性愈合疗法在急性皮肤擦伤护理中的应用[J]. 护理实践与研究, 2011, 8 (19): 29~30.

[45] 涂旭霞, 蒋永红, 陆琪. 水胶体敷料对难愈性创面临床治疗的队列研究[J]. 检验医学与临床, 2018, 15 (19): 2866~2868.

[46] 刘庆. 水胶体敷料在浅表皮肤损伤中的应用效果研究[J]. 中国美容医学, 2019, 28 (10): 8~11.

[47] 陈杏玲, 刘玥君, 闫媛. miRNA参与病理性瘢痕形成机制的研究进展[J]. 广东医学, 2019, 40 (2): 301~304.

[48] 黄银浩, 龙航, 张艾丽, 等. 皮损内药物注射治疗病理性瘢痕研究进展[J]. 中国烧伤创疡杂志, 2023, 35 (1): 66~70.

[49] Adams B B, Gloster H M. Surgical pearl: excision with suprakeloidal flap and radiation therapy for keloids[J]. Journal of the American Academy of Dermatology, 2002, 47 (2): 307~309.

[50] Bautista H Y, Villavicencio Q M A, Quezada B A A, et al. Surface brachytherapy in the treatment of keloid scars in Mexico[J]. Reports of Practical Oncology and Radiotherapy, 2020, 25 (1): 133~138.

[51] Mankowski P, Kanevsky J, Tomlinson J, et al. Optimizing radiotherapy for keloids: a meta-analysis systematic review comparing recurrence rates between different radiation modalities[J]. Annals of Plastic Surgery, 2017, 78 (4): 403~411.

[52] Alster T S. Improvement of erythematous and hypertrophic scars by the 585-nm flashlamp-pumped pulsed dye laser[J]. Annals of Plastic Surgery, 1994, 32 (2): 186~190.

[53] Manstein D, Herron G S, Sink R K, et al. Fractional photothermolysis: a new concept for cutaneous remodeling using microscopic patterns of thermal injury[J]. Lasers in Surgery and Medicine, 2004, 34 (5): 426~438.

[54] 张玉洁. 超脉冲CO_2点阵激光联合30%水杨酸治疗凹陷型痤疮瘢痕的临床研究[D]. 重庆医科大学, 2023.

[55] Youn C S, Hong J Y, Park K Y, et al. A review of hydrolifting: a new modality for skin rejuvenation[J]. Journal of Cosmetic and Laser Therapy, 2018, 20 (1): 28~33.

[56] Gutowski K A. Hyaluronic acid fillers: science and clinical uses[J]. Clinics in Plastic Surgery, 2016, 43 (3): 489~496.

[57] Pascali M, Quarato D, Carinci F. Filling procedures for lip and perioral rejuvenation: a systematic review[J]. Rejuvenation Research, 2018, 21 (6). 553~559.

[58] Anna M, Cryobiology S K M J. Evaluation of the influence of whole-body cryotherapy on selected skin parameters in healthy individuals: pilot study[J]. Cryobiology, 2021, 100 (6): 77~80.

[59] Kabel M A, Maghrabi I A. Health, management of keloids and hypertrophic scars: role of nutrition, drugs, cryotherapy and phototherapy[J]. World Journal of Nutrition and Health, 2014, 2 (2): 28~32.

[60] Payaypvipapong K, Niumpradit N, Piriyanand C, et al. The treatment of keloids and hypertrophic scars with intralesional bleomycin in skin of color[J]. Randomized Controlled Trial, 2015, 14 (1): 83~90.

[61] Urioste S S, Arndt K A, Dover J S. Keloids and hypertrophic scars: review and treatment strategies[J]. Seminars in Cutaneous Medicine and Surgery, 1999, 18 (2): 159~171.

[62] Brown L A J, Pierce H E. Keloids: scar revision[J]. The Journal of Dermatologic Surgery and Oncology, 1986, 12 (1): 51~56.

[63] Frech F S, Hernandez L, Urbonas R, et al. Hypertrophic scars and keloids: advances in treatment and review of established therapies[J]. American Journal of Clinical Dermatology, 2023, 24 (2): 225~245.

[64] 丁利营, 张春梅, 李红艳. 欣奕 3 in 1 硅凝胶对瘢痕的修饰, 修护及防晒效果 [J]. 特别健康, 2020, 19: 131.

[65] Sykes J M. Management of the aging face in the Asian patient[J]. Facial Plastic Surgery Clinics of North America, 2007, 15 (3): 353~360.

[66] Mccurdy J A J. Considerations in Asian cosmetic surgery[J]. Facial Plastic Surgery Clinics of North America, 2007, 15 (3): 387~397.

[67] Leflore I C. Misconceptions regarding elective plastic surgery in the black patient[J]. Journal of the National Medical Association, 1980, 72 (10): 947~948.

[68] 谢航, 向英. 瘢痕护理管理现状及展望 [J]. 全科护理, 2019, 17 (36): 4521~4523.

[69] 蔡景龙. 对瘢痕体质和瘢痕疙瘩体质的认识 [J]. 中国美容整形外科杂志, 2021, 32 (11): 641~650.

[70] 中国整形美容协会瘢痕医学分会. 瘢痕早期治疗全国专家共识(2020版)[J]. 中华烧伤杂志, 2021, 37 (2): 113~125.

第 4 章

敏感性皮肤及其治疗技术

4.1 敏感性皮肤的基础理论

4.1.1 敏感性皮肤概述

1. 敏感性皮肤的定义

敏感性皮肤（Sensitive skin, SS）特指皮肤在生理或病理条件下发生的一种高反应状态，主要发生于面部，临床表现为受到物理、化学、精神等因素刺激时，皮肤易出现灼热、刺痛、瘙痒及紧绷感等主观症状，伴或不伴红斑、鳞屑、毛细血管扩张等客观体征[1]。近些年，国际瘙痒研究论坛（International forum for the study of itch, IFSI）将敏感性皮肤定义为：皮肤对外界刺激产生的一种不愉快的感觉（刺痛、灼痛、瘙痒和刺痛感）的综合征，而正常情况下这类刺激并不能导致皮肤出现此类症状，且这些不愉快的感觉不能用任何皮肤病的损害来解释；患者皮肤外观可正常，也可伴有红斑；敏感性皮肤通常会影响整个身体，面部尤其常见[2]。

2. 敏感性皮肤的流行病学

随着物质文化生活水平的提高，敏感性皮肤受到广泛的关注，并在不同时期不同地区进行过多种形式的流行病学研究，敏感性皮肤的流行病学调查多基于问卷形式，主要依据患者的主观感受。敏感性皮肤流行病学特征与多因素相关，包括地区、种族、文化、性别、年龄、环境、疾病等[3]。敏感性皮肤在世界范围内患病率均很高，Misery等认为全世界敏感性皮肤病患者大约为40%[4]，美国人口的总患病率为44.6%，欧洲的敏感性皮肤发生率为38.4%[5]，自认为患有敏感性皮肤的女性患病率为60%~70%，男性为50%~60%[6]，在2019年的一项关于印度人群中敏感性皮肤患病率的研究中显示，女性自称敏感性皮肤的患病率为36.7%，男性为27.9%，其中声称"敏感"或"非常敏感"的受试者患有特应性皮炎、痤疮、牛皮癣或白癜风的可能性要高出2~4倍[7]。

3. 敏感性皮肤的分类

敏感性皮肤的分类至今尚未有统一的共识，褒曼提出皮肤分型（Baumann skin type indicator, BSTI），BSTI由四个二分参数组成：油性或干性，稳定型或敏感型，色素沉着型或无色素沉着型，松弛型或紧致型，共16种不同类型[8]。文献中根据以往的研究将敏感性皮肤分为干性敏感性皮肤和油性敏感性皮肤。其中干性敏感性皮肤是皮肤屏障受损最常见的类型，通常与其他类型相伴发生，主要表现为轻度瘙痒、泛红和脱屑，症状可持续1~3个月，存在个体差异，少数不经治疗可自行缓解，其中包括特应性皮炎等引起皮肤干燥的疾病，这些疾病继发型可以导致敏感性皮肤的发生，在接触食物或气源性过敏原、感染、精神紧张等因素时可加重；油性敏感型皮肤与皮脂的分泌密切相关，皮脂有润滑皮肤的作用，从而防止机械摩擦造成损伤及保持水分[9]。皮肤中脂质的改变是敏感性皮肤发展中可能较为重要的因素，其在维护皮肤屏障完整性中发挥作用。另一方面，皮脂分泌增加提供了厌氧和富含脂肪的毛囊微环境，痤疮丙酸杆菌更容易在毛囊中繁殖[8]。部分油性敏感性皮肤为泛红油敏型，只表现油脂的分泌增加和轻度泛红，而临床上大部分油性敏感性皮肤会伴随痤疮的发生，不同程度的痤疮伴油性敏感性皮肤会表现不同的症状，持续时间也不尽相同。玫瑰痤疮、脂溢性皮炎等疾病也可诱导敏感性皮肤的发生和发展。

4. 敏感性皮肤的发生机制

敏感性皮肤的成因复杂，形成机制尚不清楚，目前认为敏感性皮肤与皮肤感觉神经系统异常和皮肤屏障功能受损相关，是一种累及皮肤屏障–神经血管–免疫炎症的复杂过程[1]，其他因素可能还包括炎症、皮肤微生态失衡、压力等。皮肤屏障功能受损，引起感觉神经传入信号增加，导致皮肤对外界刺激的反应性增强，引起皮肤免疫炎症的发生。

①皮肤屏障功能受损

皮肤屏障是抵御过敏原、化学制剂和潜在刺激等环境威胁的第一道防线，一方面是保护机体内各种组织和器官免受外界环境中的机械、物理、化学和生物因素的侵袭；另一方面是防止组织内各种营养成分、水分和电解质等物质的流失[10]。表皮的角质层是减少水分从皮肤中被动扩散的屏障，也阻止其他刺激性物质进入皮肤。敏感性皮肤被认为可能与表皮屏障功能不全、皮肤通透性增加和经皮失水值基础值高有关[11]，即皮肤的"砖墙"结构不牢固或存在缺陷。皮肤"砖墙学说"认为角质形成细胞好比墙之"砖"，而细胞间质中的脂质类似填充于砖块并粘着砖块的"灰浆"，它把角质形成细胞紧密地连接起来，使皮肤屏障正常，保证既不丢失水分及营养物质，又不受外界侵犯。一旦角质形成细胞或细胞间质发生病变，"砖块"排列紊乱，"灰浆"脱落，水分从松散的细胞缝隙中逸出，屏障功能减退，外界各种因素随之侵入，使得皮肤感觉神经末梢的信号输入增强并传递至神经中枢，释放感觉神经肽，引起皮肤局部细胞因子和其他炎性介质的释放，触发炎症反应，导致病变局部产生皮损和主观症状（图4.1）。

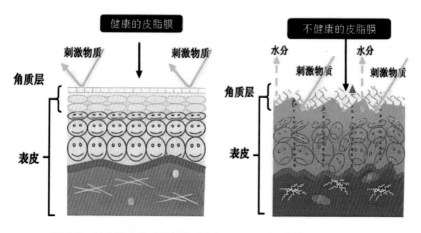

图4.1　健康的皮肤砖墙结构（左）和被破坏的皮肤砖墙结构（右）

狭义上的皮肤屏障一般指表皮层，尤其是与角质层结构相关的屏障功能，干燥、脱屑等症状均是敏感性皮肤最直接的表现。其原因主要是外界刺激后，角质细胞排列错乱，细胞间基质成分破坏降解，角化包膜不能正常形成，导致角质层结构改变、通透性增加、水分的维持能力受损、屏障功能异常[12]。皮肤屏障的受损会促使刺激物或过敏原的渗透作用增强，并导致表皮内神经纤维保护不足，更深层的肌肤暴露在微生物和外界环境下，从而诱发炎症的发生，皮肤出现泛红发痒、灼热刺痛等症状。表皮屏障的正常功能不仅依赖于其正确的形态结构，还需有充足且完整的生化成分，包括透明质酸、神经酰胺、角鲨烷等，皮肤中天然存在的神经酰胺可形成防水屏障，减少水分流失[13]。

特应性皮炎（Atopic dermatitis, AD）和敏感性皮肤之间存在一定的联系，皮肤屏障缺乏、瘙痒和免疫紊乱之间复杂的相互作用导致了疾病的发展和慢性过程，异常渗透的潜在刺激可能激活抗原呈递细胞。这促进了 2 型 T 辅助细胞的募集和角化细胞的增殖，导致角化细胞来源的细胞因子、IL-25 和 IL-33 以及粒细胞–巨噬细胞集落刺激因子的产生，并导致 AD 的发生[14]。

②皮肤感觉神经功能失调

除了皮肤屏障损伤外，神经感觉功能障碍也是敏感性皮肤的重要机制。敏感性皮肤中的感觉受体在接触到外界刺激时，经神经末梢与神经元的逐级信号传递，最终在大脑皮层形成疼痛、瘙痒等感觉，若皮肤的神经反应过于敏感，感觉受体表达异常，均有可能导致皮肤敏感[15]。感觉神经反应性增高、神经纤维密度增加、皮肤神经末梢的保护能力减弱是皮肤感觉神经功能失调的重要因素[16]。Querleux 等[17]利用功能磁共振成像（Functional magnetic resonance imaging, FMRI）研究了面部皮肤在乳酸暴露后的神经反应，与非敏感性皮肤组相比，敏感性皮肤受试者的神经活动明显扩散到双侧次级躯体感觉区和同侧初级感觉运动皮质。人体可以感受到冷、热、痛、触、温等刺激，与疼痛和瘙痒相关的各种感觉症状，由负责疼痛、温度和瘙痒感知的表皮内神经纤维（Intraepidermal nerve fiber, IENF）传导。IENF 主要分为 C 纤维和 Aδ 纤维，可以通过特定受体，特别是瞬时受体电位（TRP）离子通道传递刺激。一项关于敏感性皮肤病理生理学的研究表明，表皮内神经纤维密度降低，尤其是肽能C纤维，可能导致了敏感性皮肤中剩余神经末梢的高反应性[18]。关于表皮内神经纤维密度（Intraepidermal nerve fiber density, IENFD），一项免疫组织化学研究发现，敏感性皮肤患者的PGP9.5免疫反应神经纤维数量显著减少[15]，表明Aδ或C纤维群发生了变化。

③皮肤菌群变化

皮肤微生态是继肠道微生态之后的第二大微生态系统，敏感性皮肤往往更关注皮肤角质层屏障，而忽略了微生态屏障，皮肤微生物菌群对皮肤健康很重要[19]。皮肤上的菌群分为常驻共生菌和暂住菌，常驻共生菌是指在皮肤上生长繁殖，定植于皮肤上的菌种，而暂住菌是指暂时着落于皮肤上的菌种，在一定条件下产生克隆生长、繁殖[20]。常驻共生菌和皮肤为友好共生关系，但是当皮肤物理屏障受损后，常驻共生菌进入皮肤深层，变成致病菌，可以诱发一系列皮肤问题，其中最重要的是敏感性皮肤的发生。菌群的紊乱，特定菌群的感染，也会引发敏感性皮肤的发生。人们使用含有长效防腐剂的护肤产品会不同程度地影响表皮菌群的平衡，可能破坏皮肤微生态系统。

皮肤微生态在特应性皮炎的发病机制和进展中的复杂作用正在被阐明，特应性皮炎患者炎症皮损中的链球菌、棒状杆菌和丙酸杆菌丰度下降，葡萄球菌和金黄色葡萄球菌丰度增加[21]。金黄色葡萄球菌分泌的α型酚溶性调节蛋白（PSMα）是导致皮肤炎症和瘙痒的重要原因，而凝固酶阴性的葡萄球菌则能抑制这种作用。研究表明，通过增加后者在皮肤菌群中的比率，就能显著改善皮炎和瘙痒的程度[22]。金黄色葡萄球菌α-毒素在角质形成细胞上穿孔，并且至少产生10种蛋白酶参与皮肤屏障破坏，皮肤表面金黄色葡萄球菌的丰度与湿疹呈正相关[23]。

④其他机制

由于敏感性皮肤的防御功能较正常皮肤更差，很容易受到刺激或过敏而产生一系列炎症反应[24]，白介素（IL）是白细胞或免疫细胞间相互作用的最主要淋巴因子，参与不同的信号通路调控各类生理活动[25]。IL-14和IL-13两型细胞因子能促进趋化因子的产生、诱导皮肤屏障功能障碍、抑制抗菌肽的表达，IL-31可促进脑源性利钠肽的产生和释放，调控致炎因子和趋化因子释放，诱导AD患者的瘙痒感[26,27]。敏感性皮肤患者伴有毛细血管扩张、潮红以及红斑，这些与血管的高反应性有一定的关系，如血管内皮生长因子（VEGF）的形成等。免疫炎性反应也被认为是敏感性皮肤的相关因素之一。辣椒素受体（TRPV-1）广泛表达于皮肤伤害性感觉神经末梢以及角质形成细胞和肥大细胞上，可引起内皮细胞和肥大细胞分泌内皮素（Endothelin，ET），诱导肥大细胞脱颗粒而导致神经源性炎症[78]。ET-1可以诱导VEGF的产生，使得血管的反应性增高，引起血管扩张[29]。

4.1.2　敏感性皮肤的病理生理学

1.角质层与敏感性皮肤

皮肤是一个感受器，具有广泛的感觉受体，除了IENF外，其他与非神经元成分有关[30]。由于明显缺乏连接角质形成细胞和IENF的特殊结构，近几年研究认为表皮角质形成细胞仅为IENF提供物理支持，但是这个结论忽视了角质形成细胞是环境和IENF的中介，并且处于感知外源刺激的理想位置。其次，角质形成细胞与IENF之间的密切接触可能有利于角质形成细胞与感觉神经元之间的快速和特异性通信[31]。另一方面，角质形成细胞可以释放许多能够激活感觉神经元的物质，如谷氨酸、乙酰胆碱或ATP等[32]。TRP离子通道等感觉受体不仅在感觉神经元中表达，也在表皮角质形成细胞中表达。TRPV1、TRPV3和TRPV4主要由角质形成细胞表达，在33℃和27℃以上被激活，被描述为传导无害或有害的温度变化信号。研究已证明，角质形成细胞表达的一些TRP离子通道以一种热依赖的方式促进皮肤稳态[33]。皮肤温度在36℃和40℃之间是皮肤屏障恢复速度最快的温度，所以辣椒素或温度激活TRPV1会延迟损伤后屏障的恢复，激活TPRV4会加速皮肤屏障的恢复[34]。

角质形成细胞之间完整的多层脂质结构是保证皮肤屏障功能的关键，而屏障功能破坏会导致临床和亚临床皮肤病患者出现皮肤敏感性增加[9]。进一步研究角质形成细胞中的TRP离子通道，可能有助于解释敏感性皮肤的病理生理，角质形成细胞和角质形成细胞激活感觉神经元的机制可能是敏感性皮肤潜在的新的治疗靶点。

2. 皮肤脂质与敏感性皮肤

皮肤脂质由皮脂腺脂质和细胞外脂质组成，主要包括角鲨烯、甘油三酯（TG）、神经酰胺（CERs）、游离脂肪酸（FFAs）和胆固醇（CHOL）等[35]。皮肤结构中的大量脂质不仅在皮肤屏障中起保护作用，而且还参与皮肤营养和细胞代谢的相关过程，观察脂质含量和组成的变化可以定量描述皮肤屏障的状态，并推测皮肤屏障变化的原因。随着脂质组学技术的发展，最近有研究分析了自认为皮肤敏感的女性面部脂质生物标志物的脂质组学分析数据，针对北京 58 名女性志愿者的面部脂质组成分析，发现自我感知敏感性皮肤组的个体显示两种二酰基甘油和一种极短链游离脂肪酸的水平显著升高，三种神经酰胺、四种甘油磷脂和一种极长链游离脂肪酸的水平显著降低，说明敏感性皮肤的患者皮肤屏障受损的原因与脂质含量和类型有关[36]。短链游离脂肪酸对皮肤屏障有破坏性作用[37]，而长链游离脂肪酸可以减少皮肤表面水分流失，阻断有害物质进入，维持正常的皮肤屏障功能[38]。角鲨烯是皮脂腺分泌的重要脂质成分，仅由皮脂腺分泌，具有较强的保湿和抗氧化作用，AD 患者皮脂（尤其是角鲨烯和蜡酯）含量比健康个体降低了 2 倍[39]。2023 年的一项研究中采集了上海 25~35 岁的年轻女性面部脂质，结果显示面部敏感性皮肤中的 TG 水平下降[40]。TG 为脂细胞分泌最多的脂质，在维持皮肤含水量中发挥重要作用[41]。TG 水平下降意味着皮肤水分含量不足，将影响皮肤屏障功能，皮肤表面的 TG 也可被皮肤常驻细菌降解生成脂肪酸（FA）和甘油二酯（DG），DG 是参与炎症反应的第二个信使，容易引发炎症[42]。

神经酰胺是在鞘磷脂通路中起核心作用的次级信使，对细胞增殖和分化以及生长抑制和凋亡具有关键作用。特应性皮炎与皮肤脂质双层中神经酰胺含量降低之间存在高度相关性，当神经酰胺比例较低时，脂质双层厚度减小，结构减弱[43]。

外源性增加皮肤脂质含量有助于在皮肤屏障功能受损的情况下恢复皮肤屏障。

3. 躯体感觉系统与敏感性皮肤

皮肤密集分布着外周神经纤维，形成一个整合的神经免疫网络。C 纤维是无髓鞘神经纤维，对机械刺激、热、冷、瘙痒和疼痛均发生反应[44]，在敏感性皮肤患者中表皮内神经纤维密度较低（特别是多肽C纤维密度），在人类皮肤中，机械热反应性、机械敏感性和热敏感性C纤维分别占皮肤传入神经的45%、13%和6%[45]，C纤维损伤会引起神经性疼痛和热痛阈值检测降低，这有助于解释敏感性皮肤的成因。

在最近一项针对5000名受访者的研究中证实了肠易激综合征（IBS）与SS之间的关联[46]。肠易激综合征是另一种疼痛的疾病，其病理生理学涉及外周和中枢神经机制，但仍知之甚少。IBS患者中敏感性皮肤的患病率是正常人群的两倍，由于肠易激综合征是一种涉及外周和中枢神经系统的疾病，这提示功能失调的神经纤维在敏感性皮肤发病机制中所发挥的作用。

敏感性皮肤可能与皮肤神经的功能性高反应性相关，而皮肤神经纤维，如介导疼痛、瘙痒和热觉的无髓鞘C纤维，都配备了感觉神经受体，如内皮素和TRP通道，通过这两种受体在敏感性皮肤上引起疼痛、灼热和瘙痒。TRP通道可以被不同的物理、化学或热刺激激活，这些刺激同时也是敏感性皮肤的触发因素。致敏的TRPV1受体可被低于TRPV1的正常阈值的温度所激活，即轻微的温度升高可导致出现敏感性皮肤症状，从而引发神经源性炎症[47]。另外，TRPV1通道的激活也是部分敏感性皮肤患者出现红斑的原因。

4.瘙痒与敏感性皮肤

瘙痒是敏感性皮肤的主要临床表现，疼痛和瘙痒相关的各种感觉症状的存在，大多由环境因素触发，TRP离子通道可能是导致敏感性皮肤感觉异常的原因，特别是它们对大范围的物理、热和化学刺激做出的反应。角质形成细胞表达TRPV1和TRPV4，TRPV1在42℃以上的温度下被激活，如辣椒素、低pH或紫外线，一般被认为是有害热量的转换器，也有助于瘙痒的传导。与非敏感性皮肤相比较，敏感性皮肤中TRPV1转录本上调，并且TRPV1拮抗剂对敏感性皮肤有效[48]。在特异性皮炎中IL-31与受体结合可以直接刺激感觉神经纤维，而IL-31的受体只存在于共表达TRPV1的神经元的子集中。因此，IL-31介导的瘙痒发生过程中，TRPV1可能代表了T细胞和免疫细胞之间的关键神经免疫通路联系[49]。TRPV4是主要的热传感器，在27~36℃范围被激活，靶向引发单纯的瘙痒和抓痒行为[50]。与野生型小鼠相比，敲除角质形成细胞TRPV4的小鼠皮内注射组胺瘙痒原（如组胺和内皮素–1）引发的抓痕行为显著减少[51]。选择性TRPV4抑制剂也获得了类似的结果，TRPV4在组胺瘙痒受体的下游起作用，TRPV4与瘙痒原受体偶联，可能会放大角质形成细胞内信号，从而优化感觉和知觉。除了化学刺激外，温度通过角质形成细胞表达的TRPV4对瘙痒感知的影响仍有待确定。研究表明，TRPV4参与5–羟色胺介导的瘙痒，角化细胞表达的TRPV4和血清素受体之间的关系也与瘙痒相关。

4.2 敏感性皮肤的检测方法和诊断

4.2.1 敏感性皮肤的检测方法

敏感性皮肤的评价方法较多，目前主要分为主观评价、半主观评价和客观评价三种方法[1]。

1. 主观评价

主观评价主要通过问卷调查形式进行，根据敏感性皮肤的症状及可能诱发这些症状的影响因素来制定问卷内容。这一方法以主观感受为评价依据，适用于大样本数据的收集以及流行病学调查。被调查者根据自己受到触发因素刺激时，皮肤是否容易出现瘙痒、疼痛、麻刺感、烧灼感、紧绷感等主观症状，对自身皮肤的敏感状况进行自我评估，得出是否为敏感性皮肤的结论。也有学者[8]根据受试者对自身皮肤的主观判断，将其进一步细化分为非常敏感、敏感、轻微敏感和不敏感等不同等级。

迈阿密大学Baumann[52,53]曾设计了一套以其名字命名的敏感性皮肤分型问卷，即"鲍曼问卷"。但王学民等[53,54]的研究发现，鲍曼问卷在中国的适用性不强。栾梅等[54]基于鲍曼问卷编制了更适用于中国人皮肤的敏感性皮肤问卷，简称为"华西问卷"。

尽管有学者认为以个体主观感受为主，问卷测评是评价敏感性皮肤的最佳方式[5]，但事实上，仅仅以主观感觉判断作为评价的标准，并没有足够强的说服力，所以目前临床上通常是将主观评价、半主观评价及客观评价三者相结合来进行综合评判。

2. 半主观评价

刺激试验作为一种半主观的方法目前已经被广泛用于敏感性皮肤的判定，常用的有乳酸刺痛试验（Lactic acid sting test，LAST）、辣椒素试验（Capsaicine test，CAT）等。乳酸刺痛试验用于屏障受损型敏感性皮肤的判定，辣椒素试验可评判神经源性敏感性皮肤。

①乳酸刺痛试验

乳酸刺痛试验是应用较为广泛的评价方法之一，乳酸在一定浓度、一定时间只引起皮肤的刺痛感，被用于皮肤对于刺痛感敏感性的评定。将一定浓度的乳酸溶液通过棉签或滤纸涂抹在受试者的鼻唇沟处或面颊部，分别在不同时间点询问受试者的刺痛感觉，按照 4 分法评分，刺痛感累计达 3 分者记为乳酸刺痛试验阳性[55]。

经典涂抹法：在室温下，将 10% 乳酸溶液 50 微升涂抹于鼻唇沟及任意一侧面颊，分别在 2.5 分钟和 5 分钟时询问受试者的自觉症状，按 4 分法进行评分（0 分为没有刺痛感，1 分为轻度刺痛，2 分为中度刺痛，3 分为重度刺痛）。然后将两次分数相加，总分 ≥3 分者为乳酸刺痛试验阳性[56]。

滤纸法：将 8% 乳酸溶液 50 微升滴在直径为 0.8 厘米的单层滤纸上，分别在 30 秒、2.5 分钟和 5 分钟询问受试者刺痛感，按 4 分法进行评分（0 分为没有刺痛感，1 分为轻度刺痛，2 分为中度刺痛，3 分为重度刺痛），刺痛感累计 ≥3 分者为乳酸刺痛试验阳性[57]。

乳酸刺痛试验也有一定的局限性，其刺痛的程度在不同测试部位和不同剂型的乳酸探头中存在差异。鼻唇沟和额部的乳酸刺痛程度明显高于面颊和颏部，单一部位的刺痛评分不能很好地反映整个面部皮肤的敏感状况。此外，油包水的剂型比水包油乳酸探头所引起的刺痛分低[58]。

②辣椒素试验

辣椒素（反式8-甲基-N-香草基-6-壬烯酰胺）作用于疼痛C纤维和Aδ纤维的辣椒素受体，被认为与皮肤神经敏感性有关，是常用来评价感觉神经性敏感性皮肤的方法。

将直径0.8厘米的两层滤纸放置于一侧鼻唇沟外约1厘米处及任意一侧面颊，将浓度为0.1‰辣椒素50微升置于滤纸上，询问受试者的感觉（1分为勉强可以觉察，2分为轻度可以觉察，3分为中度可以觉察，4分为重度可以觉察，5分为疼痛）。如果受试的灼痛感觉持续＞30秒，且程度≥3分者则为阳性[58]。

③其他半主观评价方法

除常用的乳酸和辣椒素作为化学探头外，其他化学探头有二甲基亚砜溶液、薄荷醇、十二烷基硫酸钠等[58]。也有学者用柠檬酸进行刺痛试验，评分≥3分为敏感性皮肤[59]。

尽管半主观评价方法快速、易于操作，评价结果也较为准确，但其评价标准以受试者产生不适感的评分为主，依然存在主观判断的不确定性[60]，且可能会造成皮肤刺激。

3.客观评价

主要通过仪器检测、量化生理指标的方式，无创性地评价敏感性皮肤，可较好反映敏感性皮肤的严重程度。使用仪器包括皮肤水分测试仪、皮肤色度检测仪、激光多普勒血流成像仪、Neurometer CPT检测仪、Visia皮肤测试仪等。

根据2017年《中国敏感性皮肤诊治专家共识》[1]推荐，敏感性皮肤常用的客观评价定量指标包括：

①经表皮失水率：间接反映皮肤角质层屏障功能，敏感性皮肤者该数值常增高；

②角质层含水量：敏感性皮肤者该数值常降低；

③pH值：敏感性皮肤者pH值常升高；

④皮脂：主要检测皮脂腺来源的皮脂含量，敏感性皮肤者皮脂量常降低；

⑤皮肤红斑指数：应用皮肤色度分光仪可间接测定皮肤表面红斑程度，敏感性皮肤者红斑相关参数常显著增高；

⑥局部血流速度和血流分布直方图：应用彩色多普勒血流仪测定局部血流状况，敏感性皮肤者常有局部血流受阻表现。

表皮屏障功能降低会导致皮肤对外界刺激更加敏感，敏感性皮肤的屏障受损会使水溶性化学物质的渗透性增强。一般通过乳酸刺痛试验和经表皮水分丢失（Trans-epid ermal water loss，TEWL）、色度a*值（描述从红色到绿色范围内的皮肤色度）等客观指标来评估屏障受损型敏感性皮肤。有学者[61]研究发现，敏感性皮肤人群面部的TEWL、pH值和色度a*值高于非敏感性皮肤（Non-sensitive skin，NSS）。皮肤水分含量、皮脂和L*值（描述皮肤亮度）有减少的趋势。

根据皮肤电流感觉阈值（CPT）可评价神经源性敏感性皮肤的神经敏感度。李淑媛等[55]发现，辣椒素试验阳性受试者在250赫兹和5 赫兹下的CPT值显著低于正常受试者，认为 CPT 值可反映皮肤神经敏感性，是评判神经源性敏感性皮肤神经敏感度的有效无创方法。

除TEWL、色度a*值、CPT值等皮肤指标外，共聚焦激光扫描显微镜和反射式共聚焦显微镜（RCM）也能用于敏感性皮肤的评价[62,63]。Ma[64]等利用 RCM发现，敏感性皮肤表皮中"蜂窝状"结构的深度明显小于非敏感性皮肤，认为表皮"蜂窝状"细胞结构和颗粒层及棘层上部的海绵水肿可作为评价敏感性皮肤的新标志。关于表皮厚度能否作为敏感性皮肤的评价指标，还有待进一步研究。

发生机制不同的敏感性皮肤在测试指标上存在差异，可先用半主观评价来判定敏感性皮肤类型，再通过客观评价指标来评估敏感性皮肤。

吴文海等[60]根据不同类型敏感性皮肤，进行了评价方法分类，详见表4.1。

表4.1　不同类型敏感性皮肤的评价方法

分型	半主观评价	客观评价指标
屏障受损型	乳酸刺痛试验	水分含量、经表皮水分丢失、皮肤色度（a*值、L*值）、油脂、pH值
神经源性（神经高反应性）	辣椒素试验	电流感觉阈值
血管反应性	二甲基亚砜刺激试验	血流量值、红色素值、皮肤色度（a*值）

有学者针对敏感性皮肤的主观、半主观和客观评价三种评价方法进行了对比，详见表4.2。

表4.2　敏感性皮肤三种评价方法的比较

评价形式	具体方法	优势	局限性
主观	问卷或电话采访	简单，适合流行病学调查或大样本量数据收集	以主观感觉评价为依据，缺乏客观性
半主观	化学探头实验（二甲基亚砜、乳酸、辣椒素等）	结果较为准确	存在主观判断的问题，对皮肤会产生一定刺激
客观	相关皮肤指标（水分含量、经表皮水分丢失、电流感觉阈值）	无创性测试皮肤，客观反映皮肤情况	难以判定是否为敏感性皮肤，需结合多个指标

4.2.2　敏感性皮肤的诊断

根据2017年《中国敏感性皮肤诊治专家共识》[1]，敏感性皮肤的诊断需满足主要条件和次要条件。

1.主要条件

主要条件包括以下几点：①主观症状：表现为皮肤受到物理、化学、精神等因素刺激时易出现灼热、刺痛、瘙痒及紧绷感等；②排除可能伴有敏感性皮肤的原发疾病，例如：玫瑰痤疮、脂溢性皮炎、激素依赖性皮炎、接触性皮炎、特应性皮炎及肿胀性红斑狼疮等。

2. 次要条件

次要条件包括以下几点：①体征：皮肤出现潮红、红斑、毛细血管扩张和鳞屑；②主观评价提示敏感性皮肤；③半主观评价：乳酸刺痛试验评分≥3分，或辣椒素试验≥3分；④无创性皮肤生理指标测试提示皮肤屏障功能有异常改变。

4.2.3 敏感性皮肤的影响因素

敏感性皮肤受多种因素诱发，各种因素相互影响，主要包括内源性因素和外源性因素。除此之外还有其他因素，干性或油性皮肤、儿童期特应性皮炎病史、女性以及浅色皮肤类型是增加敏感性皮肤风险的主要因素[65]。

1. 内源性因素

敏感性皮肤原因复杂，内源性因素主要包括遗传、年龄、性别、激素水平、女性的月经周期和心理因素等。近年的研究表明敏感性皮肤与遗传相关，长链非编码RNA和mRNA表达谱的分析表明，敏感性皮肤人群的基因表达谱与正常人群存在显著性差异，包括71个lncRNA和2615个mRNA的表达差异，其中部分lncRNA可能与表皮屏障结构相关[66]。在大多数的研究报道中，女性的皮肤敏感比男性更常见，从生物学角度看，可能是因为男性的表皮厚度大于女性[67]。在中国的一项调查研究中，同样显示在自称敏感性皮肤的女性患病率要高于男性，但男性的症状严重程度反而高于女性，女性对阳光照射和湿度等环境刺激更敏感，而男性对情绪刺激更敏感[68]。目前对于敏感性皮肤是否与年龄具有相关性仍然存在争议，随着年龄的增加，皮肤表皮和真皮厚度减少，水合作用减少，通透性增加以及伤口愈合的速度减慢[3]，以此推断的话，老年人皮肤可能更易受到刺激，但是部分研究表明，各个年龄组之间敏感性皮肤的发生率无明显差异。但有研究表明，随着年龄的增长，敏感性皮肤发生率呈下降趋势。在2012年我国的调查结果显示，年轻组（＜25岁）发生率为15.5%，中年组（25~49岁）发生率为46.8%，而老年组（＞50岁）发生率为37.8%，其中。非常敏感和敏感性皮肤的发生率在年轻人中为16.44%，中年组为14.4%，老年组为9.63%[8]。心理因素，如压力、抑郁、情绪化等易诱发或加重敏感性皮肤；白种人皮肤薄，皮肤屏障易受损，血管反应性增加，红斑报告比黑人和亚洲人更常见[69]。

2.外源性因素

敏感性皮肤容易受到多种刺激，这些刺激源会诱发或加重敏感性皮肤[70]。如物理因素，包括环境气候（风、冷、热、潮湿和温度变化）、紫外辐射、季节更替等，在这些诱发因素中，湿空气和热对皮肤的致敏作用分别大于干燥空气和寒冷[8]。化学因素包括化妆品、衣物清洁剂、水质、污染物和香烟等[3]。近些年，化妆品行业迅速发展，随之也出现了各种乱象，一些不法商家为了迎合消费者对功效追求神效、速效的需求心理，进行了违禁成分添加，导致了诸多敏感性皮肤、甚至激素依赖性皮炎的患者出现；长期出入美容场所，过度护肤、过度洁肤，导致皮肤屏障被破坏出现皮肤敏感；医美产业快速发展，不专业不规范的医美操作导致了很多敏感性皮肤的出现，同时激光、光电、化学剥脱等医美治疗后，会短暂破坏皮肤屏障功能，若不及时修复受损的皮肤屏障，可出现灼热、刺痛等皮肤敏感症状。近些年，环境污染严重，长期雾霾影响也会导致皮肤敏感。另外，还有食物的影响，一项研究中对126例敏感性皮肤患者进行皮内试验，结果显示：阳性率最高的6种食物分别为虾、螃蟹、羊肉、牛肉、海鱼和牛奶，蛋白质食物更容易引起敏感性皮肤[71]。一些药物，如含有酒精、酸、碱类等刺激或腐蚀性药物，以及糖皮质激素等也可能诱导敏感性皮肤的发生。

4.3 市售敏感性皮肤护理产品现状和合规化要求

4.3.1 市售敏感性皮肤护理产品现状

研究数据表明，我国有一半以上的女性自觉有不同程度的敏感性皮肤，且女性敏感性皮肤发病率普遍高于男性[72]。关于敏感性皮肤，在小红书、微博等平台上的讨论日益增多，市场呈现爆发状态。研究表明，皮肤屏障功能受损是敏感性皮肤的重要发病机制。目前，根据国内外针对敏感性皮肤治疗的文献报道，发现应用医学护肤品修复受损的皮肤屏障十分受重视[73]。敏感性皮肤患者需使用纯净、低致敏性成分，并具有抗炎、保护和修复皮肤屏障等功效的护肤品[74]。

1. 修复皮肤屏障类护肤品常见成分

神经酰胺是皮肤屏障结构组成的重要部分，有研究显示应用神经酰胺这一成分的产品可以改善敏感性皮肤患者的症状，使角质层水分散失显著下降，皮肤含水量明显升高[75]。泛醇具有保湿、软化和保护皮肤屏障功能[76]，马齿苋具有广泛的药理特性，如神经保护、抗菌、抗氧化、抗炎、抗溃疡和抗癌活性[77,78]。乳木果油能够使丝氨酸蛋白酶（如弹性蛋白酶）和金属蛋白酶（如胶原酶）等酶失活，促进胶原蛋白的生成。透明质酸是一种存在于人体基质内的多聚糖，有较高的生物相容性，具有组织修复能力，对皮肤的屏障修复和炎症的调节也有一定作用[79]。有文献表明，法国一款含矿物质的产品可提高皮肤对刺激的耐受能力，修复皮肤屏障功能，减少炎症和刺激抗氧化活性[80]。目前市场上许多针对敏感性皮肤的护肤品通常都被标注为低致敏性，并含有修复皮肤屏障类成分。

2. 敏感性皮肤适用的医学护肤品

目前，许多皮肤美容专家通过研究适当的配方组成来改善敏感性皮肤患者的不适，在剂型上不局限于保湿霜，还包含面膜、涂抹凝胶、喷雾剂等，通过添加舒敏等功效物质，开发了具有改善皮肤屏障功能的医学护肤品。医学护肤品在辅助治疗敏感性皮肤方面效果良好，文献中报道的[81]含马齿苋和甘草提取物的两种医学护肤品，可以改善敏感性皮肤症状；含有乳油木果油、角鲨烷、甘油和神经酰胺等成分的修复面霜，对敏感性皮肤的表皮屏障功能（包括角质层含水量、渗透屏障及乳酸刺痛试验评分）均有明显改善作用[82]。以透明质酸为主要成分的面贴膜，可以减轻皮肤的敏感性，提高皮肤对刺激的耐受性[83]；含有金缕梅水、泛醇、烟酰胺和燕麦仁提取物等活性成分的面部涂抹凝胶可以辅助治疗面部敏感性皮肤症状，同时明显减轻紫外线引起的红斑，降低经皮水分流失[84]；富含碳酸氢盐、钙离子和镁离子，且组分之间的比率保持平衡的活泉水喷雾剂，具有舒缓、抗刺激和抗炎症作用[85]。

皮肤脂质会影响皮肤屏障功能，皮肤微生态紊乱也是皮肤敏感的重要机制。针对敏感性皮肤的医学护肤品，不破坏皮肤微生态平衡或矫正有害菌群应该是人们所追求的，一款含泛醇的护肤品能明显提升细胞间脂质含量，提高角质层含水量，且对皮肤微生态没有负面影响[86]。敏感性皮肤"砖墙结构"的缺陷导致皮肤免疫防御能力降低，一款含有金盏花、摩洛哥坚果油、神经酰胺、假叶树和甘草衍生物的护肤品，可以增强皮肤的免疫防御，舒缓和改善红斑[87]。护肤品过度使用可能是导致皮肤敏感的因素，追求配方精简，不含防腐剂或替换刺激性小的防腐剂是非常重要的。有文献报道了不含防腐剂、成分精简的功效性保湿霜，结果显示，其对敏感性皮肤或美容术后形成的敏感性皮肤具有辅助治疗作用，明显改善了面部敏感性皮肤的肿胀和疼痛等症状，并且无不耐受的现象[88]。

4.3.2 合规化要求

近年来，我国化妆品市场规模强势扩张，化妆品行业经济高速增长。自《化妆品监督管理条例》于2021年1月1日施行以来，国内化妆品行业迎来了"最强监管"，开启了化妆品行业法规新时代。

化妆品产品上市前，需要选择合规的原料制备产品，通过国家药品监督管理局或地方药品监督管理局完成化妆品注册备案后方能上市销售。根据《化妆品注册和备案检验工作规范》和《化妆品注册备案管理办法》，国家对特殊化妆品实行注册管理，对普通化妆品实行备案管理。根据《已使用化妆品原料目录（2021版）》《化妆品注册备案资料管理规定》《化妆品标签管理办法》《化妆品功效宣称评价规范》，进行相关产品原料管理、产品注册备案管理、产品标签管理和产品功效管理。

1.原料选用合规

为确保我国化妆品质量安全，将原料分为化妆品原料、化妆品新原料、限用组分和禁用组分。

①化妆品原料：化妆品配方中选用的原料成分，必须使用《已使用化妆品原料目录（2021版）》中的原料。

②化妆品新原料：未收录于《已使用化妆品原料目录（2021版）》的原料。根据《化妆品新原料注册备案资料管理规定》，在我国境内首次使用于化妆品生产的天然或人工原料。

③化妆品限用组分：在限定条件下可作为化妆品原料使用的物质，收录于《化妆品安全技术规范（2015版）》。

④化妆品禁用组分：不得作为化妆品原料使用的物质，收录于《化妆品安全技术规范（2015版）》和《化妆品禁用原料目录（2021版）》。

2.化妆品命名合规

化妆品命名时应严格依据《化妆品命名规定》及《化妆品命名指南》的原则：化妆品名称一般应当由商标名、通用名、属性名组成。名称顺序一般为商标名、通用名、属性名。

化妆品命名禁止使用下列内容：

（一）虚假、夸大和绝对化的词语；

（二）医疗术语、明示或暗示医疗作用和效果的词语；

（三）医学名人的姓名；

（四）消费者不易理解的词语及地方方言；

（五）庸俗或带有封建迷信色彩的词语；

（六）已经批准的药品名；

（七）外文字母、汉语拼音、数字、符号等。

3.产品送检备案合规

在我国，基于风险管理原则，将化妆品分为特殊化妆品和普通化妆品。用于染发、烫发、祛斑美白、防晒、防脱发的化妆品以及宣称新功效的化妆品为特殊化妆品。特殊化妆品以外的化妆品为普通化妆品。国家对特殊化妆品实行注册管理，对普通化妆品实行备案管理。

化妆品产品上市前，需要通过国家药品监督管理局或地方药品监督管理局完成化妆品注册备案后才能上市销售。

化妆品备案流程：明确备案人主体 →检测样品 →提交产品备案资料 →取得备案信息凭证。

第一步：明确备案人主体

自2021年5月1日起施行的《化妆品注册备案管理办法》第二十八条规定：化妆品注册申请人、备案人必须是依法设立的企业或者其他组织而非个人，有与申请注册、进行备案化妆品相适应的质量管理体系和不良反应监测与评价的能力。作为化妆品产品的备案人，一旦确定备案化妆品，应先了解该产品的实际情况以及法规禁忌。

第二步：检测样品

产品备案前应当按照《化妆品注册和备案检验工作规范》规定要求开展检验并出具检验报告；该检验报告在化妆品注册或备案时使用。

第三步：提交产品备案资料

普通化妆品备案时，应按照《化妆品注册备案资料管理规定》提交以下资料：

1)《化妆品注册备案信息表》及相关资料；

2）产品名称信息（包括产品功效分类编码、命名依据）；

3）产品配方（包括所用原料的生产商信息及原料生产商出具的原料安全信息文件）；

4）产品执行的标准（包括产品生产工艺）；

5）产品标签样稿；

6）产品检验报告；

7）产品安全评估资料（进行普通化妆品备案前，必须依据《化妆品安全评估技术导则》的要求开展化妆品安全评估）；

8）产品功效宣称依据的摘要。

《化妆品注册备案管理办法》第三十四条规定：普通化妆品上市前，备案人按照国家药品监督管理局的要求通过信息服务平台提交备案资料后即完成备案。自化妆品注册备案信息服务平台上提交起5个工作日内向社会公布注册、备案有关信息。

第四步：取得备案信息凭证

消费者可通过国家药品监督管理局（https://www.nmpa.gov.cn）网站查询到所有已上市化妆品信息。

4.化妆品功效宣称评价合规

为了保障消费者合法权益，促进社会共治，推动化妆品行业高质量发展，在《化妆品监督管理条例》正式实施后，国家药品监督管理局陆续发布了《化妆品分类规则和分类目录》、《化妆品功效宣称评价规范》和《化妆品标签管理办法》等一系列指导文件，规范化妆品的功效宣称与评价。

《化妆品监督管理条例》强调化妆品注册人、备案人对化妆品的功效宣称负责，并且要求化妆品功效宣称应该有充分的科学性、真实性、可靠性和可追溯性。化妆品注册人、备案人在申请产品注册、进行产品备案的同时，应将功效宣称依据摘要上传至国家药品监督管理局指定网站，以便社会监督。消费者可以通过国家药品监督管理局网站查询到所有已上市化妆品的功效。

按照《化妆品分类规则和分类目录》划分的使用人群：0~3周岁（含3周岁）属于婴幼儿、3~12岁（含12周岁）属于儿童、12周岁以上属于普通人群。不同人群使用的化妆品对于功效宣称有不同限定。尤其是婴幼儿和儿童，为保障儿童使用化妆品安全，国家药品监督管理局制定了《儿童化妆品监督管理规定》，为提高儿童化妆品辨识度，规定儿童化妆品应当在销售包装展示面标注国家药品监督管理局规定的儿童化妆品标志（"小金盾"）。

5.化妆品生产经营者合规

企业应当按照《化妆品生产质量管理规范》要求组织生产化妆品，规定化妆品生产经营者应当依法建立进货查验记录、产品销售记录等制度，确保产品可追溯。

企业应当每年对《化妆品生产质量管理规范》的执行情况进行自查。自查报告应当包括发现的问题、产品质量安全评价、整改措施等，保存期限不得少于2年。

化妆品经营者应当建立并执行进货查验记录制度，查验直接供货者的市场主体登记证明、特殊化妆品注册证或者普通化妆品备案信息、化妆品的产品质量检验合格证明并保存相关凭证，如实记录化妆品名称、特殊化妆品注册证编号或者普通化妆品备案编号、使用期限、净含量、购进数量、供货者名称、地址、联系方式、购进日期等内容。

负责药品监督管理的部门应当按照风险管理的原则，确定监督检查的重点品种、重点环节、检查方式和检查频次等，严格依据《化妆品生产经营监督管理办法》加强对化妆品生产经营者的监督检查。

随着化妆品行业相关工作的紧密进行和一系列法规相继颁布、实施，化妆品市场监管将愈发完善，化妆品行业将更加蓬勃发展。与此同时，化妆品产品需保证产品质量安全，产品合规管理，共同构筑有序的"美丽行业"。

4.4 敏感性皮肤的护理方法和临床案例

近年来，由于市面上护肤品种类繁多，人们护肤方式发生变化，过度使用化妆品、精神压力增大和环境污染等导致敏感性皮肤患者数量不断增加[7,89]。某些皮肤病，如特应性皮炎、痤疮以及玫瑰痤疮等也常伴有敏感性皮肤的发生，严重影响到人们的容貌及身心健康[90]。《中国敏感性皮肤诊治专家共识》[1]已在敏感性皮肤的诊治方面列出了主要治疗原则。总体原则是强化健康教育、促进皮肤屏障修复和控制炎症反应等，以提高皮肤的耐受性为目的[91,92]。在治疗敏感性皮肤时，可以结合其治疗原则对敏感性皮肤进行科学的护理。针对敏感性皮肤的护肤产品需要考虑的因素包括：产品成分纯净简单、刺激物少、不含皮肤感觉或血管舒张刺激物、不含常见致敏剂。国内外研究表明，单一使用舒敏保湿类护肤品或与药物、医美等联合治疗能有效缓解敏感性皮肤的症状[90]。合理护肤要遵循温和清洁、舒缓保湿、严格防晒的原则，宜选用经过临床验证且安全性高的医学护肤品，尽量不用去角质产品等有刺激性的护肤品。宜用清水洁面，不宜过度使用化妆品进行清洁，根据环境变化选用具有促进皮肤屏障功能修复的医学护肤品[88]。

敏感性皮肤具有"稳定期"和"爆发期"两个不同的阶段，在不同阶段需要采用不同的产品组合及处理方法。稳定期以促进皮肤屏障修复为核心，爆发期产品搭配就要以降低神经血管高反应性和控制炎症反应为主，强化健康教育为辅，治疗敏感性皮肤的同时，要保持耐心，树立信心。

4.4.1 敏感稳定期的护理方法与临床案例

敏感稳定期的治疗以促进皮肤屏障养护修复为核心，并且需要十分重视防晒。合理的日常护肤，适度使用经过试验且临床验证、安全性高、具有促进皮肤屏障修复、舒缓保湿功能的医学护肤品，对于促进皮肤屏障修复有重要作用。由于皮肤屏障受损，敏感性皮肤往往对紫外线不耐受，外出时需严格注意防晒[93]。

1.敏感稳定期的护理方法

①温和清洁

皮肤表面附着有灰尘、代谢产物、化妆品残留及微生物等形成的污垢[94]，因此，皮肤清洁是保障人体健康的基本条件之一，但是，过度清洁可能会导致或加重敏感性皮肤[95]。使用成分温和的氨基酸类洁面乳，有效清洁的同时不损伤皮肤屏障，适用于敏感稳定期的面部清洁。

②舒缓保湿

健康皮肤有天然保湿功能，具有防止水分流失的能力，主要由水分、脂质和天然保湿因子等组成，与屏障功能有关的脂质主要有神经酰胺、游离脂肪酸、游离胆固醇[96]，当脂质缺乏时，经皮失水增加，皮肤出现干燥。有研究表明，敏感性皮肤存在皮肤屏障受损，表皮细胞间脂质含量不平衡，尤其是神经酰胺含量减少[97]。因此，含有促进皮肤屏障修复成分的保湿剂对敏感性皮肤有明显好处。

合理使用成分精简、温和的舒缓类保湿水、精华、面霜以及面膜等，可以舒缓肌肤不适，缓解肌肤干燥紧绷状态。同时，可以有效改善面部的泛红状态，补充肌肤水分，促进皮肤屏障的修复，可以用于敏感稳定期的日常补水。

③严格防晒

紫外线照射后，皮肤屏障容易受损，皮肤防止水分流失的能力减弱，使经皮失水增加[98]，还可引起免疫炎症反应，进一步加重敏感性皮肤的症状。因此，对敏感性皮肤而言，注意防晒十分重要。使用具有一定防晒能力的敏肌专用修饰霜，可以轻松实现美妆养肤合一，帮助受困扰的人们树立信心。同时，可以通过防晒伞、帽子、口罩等严格做好物理防晒。

④护理方案

敏感性皮肤稳定期护理方案产品组合：氨基酸类洁面、舒缓类保湿水、舒缓类保湿精华、舒缓类保湿面霜、舒缓类保湿面贴膜、敏肌专用修饰霜。

使用方法：1.洁面：氨基酸类洁面；2.补水保湿：使用舒缓类保湿水轻拍吸收2~3次；3.密集修护：使用舒缓类保湿精华密集补水保湿，补充细胞间脂质流失的神经酰胺、游离脂肪酸等成分，修复受损的砖墙结构，缓解肌肤干燥、干裂；4.锁水保湿、形成天然屏障：使用舒缓类保湿面霜；5.屏障加强修复：晚间睡前可以加用1片舒缓类保湿面贴膜，依据皮肤状态每周可使用2~3次；6.美肌防护：护肤后使用敏肌专用修饰霜，美化瑕疵，提升自信，物理防晒，保护受损肌肤，避免色沉。

2. 临床案例

案例1 患者女，35岁，面部皮肤表现出潮红、灼热，配合仪器使用舒缓保湿类护肤品，促进皮肤屏障修复，日常使用舒缓保湿类护肤品正常护肤，严格防晒，2个月后，皮肤状态明显改善，结果见图4.2。

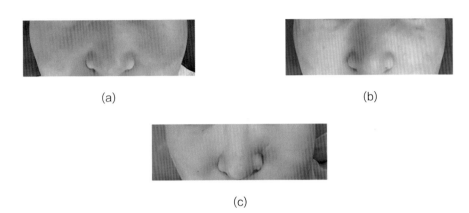

图 4.2 (a)护理前脸部泛红、灼热，使用氨基酸类洁面进行温和清洁，湿敷10分钟舒缓类保湿水，舒缓皮肤，配合冰雕导入舒缓类保湿精华，温和保湿，居家坚持使用舒缓保湿类护肤品正常护肤，严格防晒；(b)护理1个月后，面部皮肤未出现灼热现象，泛红也明显减轻，皮肤状态明显改善；(c)护理2个月后，皮肤趋于稳定状态，未出现泛红现象

案例2 患者女，38岁，前期面部表现出灼热、刺痛、泛红等症状，配合仪器使用舒缓保湿类护肤品，促进皮肤屏障修复，日常严格防晒，3个月后，未出现灼热、刺痛、泛红等症状，皮肤状态明显改善，结果见图4.3。

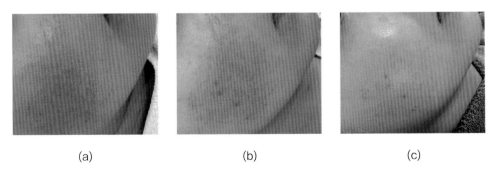

图 4.3 (a)护理前面部大面积明显泛红，敷舒缓类保湿水加冷喷快速镇静皮肤，冰雕配合舒缓类保湿精华和面贴膜，光动仪照20分钟，灼热感减轻，居家坚持使用舒缓保湿类护肤品正常护肤，严格防晒，按期护理；(b)1个月后，灼热、刺痛等现象有改善；(c) 3个月后，日常合理护肤，脸部状态明显好转，泛红减轻，皮肤逐渐恢复稳定状态

案例3 患者女，30岁，面部皮肤潮红，起皮干痒，温和清洁后，配合仪器使用舒缓保湿类医学护肤品，促进皮肤屏障修复，日常合理护肤，4个月后，皮肤状态明显改善，结果见图4.4。

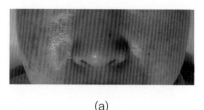
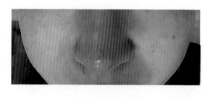

(a)　　　　　　　　　　　　　　(b)

图4.4　(a)护理前脸部泛红、灼热，使用氨基酸类洁面进行温和清洁，湿敷10分钟舒缓类保湿水，舒缓皮肤，配合冰雕导入舒缓类保湿精华，舒缓保湿；(b)日常使用舒缓保湿类护肤品正常护肤，一周一次舒敏修复，修复皮脂膜，改善皮肤炎症，4个月后，面部皮肤未出现灼热现象，泛红也明显减轻，皮肤状态明显改善

4.4.2　敏感爆发期的护理方法与临床案例

敏感爆发期要以降低神经血管高反应性和控制炎症反应为主，强化健康教育为辅，在治疗敏感性皮肤的同时，进行心理疏导。

1.敏感爆发期的护理方法

①温和清洁

敏感爆发期建议仅用清水洁面，每天早晚各一次，尽量不使用化学产品进行清洁。在热环境、使用油脂类化妆品等特别条件下，可少量使用温和不刺激的洁面产品如氨基酸类洁面，以油脂分泌旺盛区域为重点，降低化学产品对皮肤屏障的损害[99]。

②舒缓保湿

皮肤保湿剂有封闭性保湿剂如凡士林、羊毛脂、蜂蜡等，吸湿性保湿剂如甘油、丙二醇、山梨醇、尿素等一些小分子的物质；此外，还有一类"仿生"保湿原料，这是一类皮肤天然存在的保湿成分，可以弥补受损皮肤保湿能力下降的不足，促进皮肤屏障修复[100~102]，例如神经酰胺、角鲨烯、透明质酸等生物大分子。有文献显示，使用含神经酰胺的保湿舒缓产品后，皮肤保持水分能力明显提高[103]。保湿剂能降低皮肤水分的流失，但是不合理地使用可能会导致皮肤敏感症状的加重[104]。选用合适的保湿剂，可以减少皮肤水分流失，提高角质层含水量。由于敏感性皮肤易受各种刺激，因此，建议选用成分精简、不含致敏性香精、防腐剂[84]的具有促进皮肤屏障功能修复的舒缓保湿类产品。

舒缓类保湿水、面霜和面膜等对面部有舒缓保湿作用的护肤品，适配于敏感爆发期的日常护理。

③抗炎舒缓

敏感爆发期时，皮肤处于炎症反应阶段，抗炎舒缓是非常重要的工作，常用具有抗炎成分的保湿水进行湿敷护理，使用具有抗炎修护作用的精华液及含有抗炎成分的面贴膜，来达到抗炎舒缓的修复作用。

④物理防晒

敏感爆发期时，皮肤极易受到外界刺激，容易对防晒剂发生不耐受的现象，最好选择物理防晒，建议选用紫外线防护系数高的防晒帽、防晒衣和太阳伞等产品[105]。不得已需要使用防晒类化妆品时，应选择防晒系数低、无酒精、无香精、无高致敏性原料并加有舒缓保湿成分的化妆品。在使用防晒类化妆品前，可在耳后或局部小范围试用，无不适反应后再正常使用[106]。使用SPF值低的防晒类化妆品，清水加棉柔巾洗净即可。

⑤护理方案

敏感爆发期居家护理方案（针对皮肤红肿、瘙痒、蜕皮等情况）产品组合：舒缓类保湿水、修护抗炎类精华、舒缓类保湿面霜和面膜。

使用方法：1.洁面：早晚都用清水（温水）洁面；2.补水保湿：使用舒缓类保湿水轻拍吸收2~3次（若能湿敷15分钟左右，效果更佳）；3.舒缓抗炎：使用修护抗炎类精华液轻拍吸收2~3次；4.锁水保湿、形成天然屏障：舒缓类保湿面霜（注意面霜避开丘疹部位）；5.晚间睡前可以加用1片舒缓类保湿面贴膜，特别注意：可以先在面部厚涂修护抗炎类精华液，再覆盖面贴膜。

对于敏感爆发期比较严重、周期比较长的患者，可以根据医嘱搭配口服及外用药物。

2.临床案例

案例1　患者女，33岁，前期面部处于敏感爆发期，角质层薄，红血丝明显，表现出灼热、刺痛及紧绷感等症状，使用保湿修护类护肤品配合仪器使面部敏感性皮肤症状显著减轻，结果见图4.5。

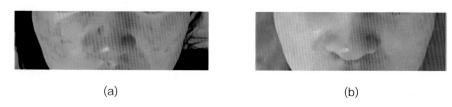

(a)　　　　　　　　　　　　　　　　(b)

图4.5　(a)前期面部处于敏感爆发期，温水清洁，敷舒缓类保湿水15分钟，并进行冷喷、活肤注氧，敷舒缓类保湿面贴膜，LED绿光照射面部15分钟，面部温度恢复正常；(b)日常使用保湿修护类护肤品，并做好防晒，经过5个月的护理，皮肤泛红减轻，灼热感消退，皮肤状态显著好转

案例2　患者女，30岁，敏感性皮肤症状多年反复，经久不愈。屏障修复后配合保湿修护类产品进行护理，结果见图4.6。

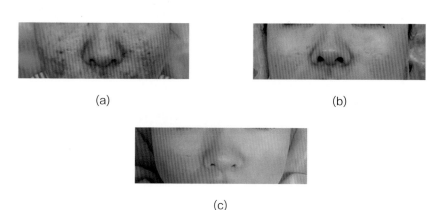

(a)　　　　　　　　　　　　　　　　(b)

(c)

图4.6　(a)痤疮反复，皮肤易红；(b)抗炎修护类产品导入修复3个月后，痘好转，敏感泛红症状减轻；(c)6个月左右皮肤整体恢复较好，未出现痘，面部未出现泛红等敏感症状

案例3　患者男，45岁，面部红血丝较严重，伴有潮红，连续治疗8个月，皮肤得到较好改善，结果见图4.7。

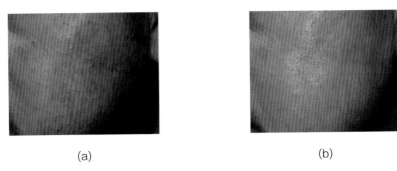

(a) (b)

图4.7　(a)定期使用DPL500，配合修复类护肤品进行护理，抗炎退红，修复红血丝；(b)护理8个月后，面部红血丝明显改善

4.4.3　敏感性皮肤的长期管理与注意事项

1.敏感性皮肤的长期管理

敏感性皮肤容易反复发作，心理疏导和健康教育极为重要，尽可能避免各种触发因素，例如：饮酒、食用辛辣食物、情绪起伏、日晒、密闭的热环境等，避免滥用化妆品[92]。敏感性皮肤选用护肤品应以有皮肤屏障修复功效的产品为主，不能过度清洁，禁用剥脱角质产品，根据季节变化以及皮肤状态选用具有修复皮肤屏障作用的医学护肤品[88]。敏感性皮肤由于角质层含水量降低，对物质通透性增加，从而易诱发皮炎，保湿剂是缓解敏感性皮肤症状的常用有效制剂。激光、光电、化学剥脱等医美治疗后，可短暂破坏皮肤屏障功能，若不及时修复受损的皮肤屏障，会出现灼热、刺痛等皮肤敏感症状，因此医美治疗后应及时外用舒敏保湿类护肤品，修复受损的皮肤屏障，缓解症状，预防敏感性皮肤的发生[90]。由于皮肤屏障受损，敏感性皮肤往往对紫外线不耐受，外出时需严格注意防晒[93]。

2.注意事项

①改变滥用护肤品的状态，适度使用护肤品进行合理护肤，合理护肤要严格遵

循温和清洁、舒缓保湿、严格防晒的原则[1]。②敏感性皮肤患者在使用舒敏保湿类护肤品前，应先进行耳后试用。取少量护肤品于耳垂处涂用，无瘙痒、丘疹、红斑等不良反应后再涂抹于面部皮肤，如果面部皮肤有不耐受的现象，出现不适症状，应立即停用并到医院就诊[107]。③敏感性皮肤在清洁时水温以室温为佳[108]，以防面部皮肤温度变化过快。应用手而非其他工具涂抹洁面乳，涂抹时力度适中，不宜用力揉搓面部，洁面时间应控制在半分钟左右，以免过度清洁加重破坏皮肤屏障；洁面冲洗应彻底，以防残留引起刺激，用软毛巾擦干皮肤，尽量减少过度摩擦引起红肿[109]。④面贴膜可以给皮肤补充水分，但也不能过度频繁使用，否则皮肤角质层会因水合过度而加重皮肤敏感[107]。⑤在使用舒敏保湿类护肤品过程中，如未依据患者的症状及诱因合理选择，也可能增加皮肤负担、加重皮肤敏感，因此，应合理选择合适的舒敏保湿类护肤品，并注意使用频率。同时，已知对舒敏保湿类护肤品的活性成分过敏者需停止使用[90]。⑥防晒产品需要同时防UVA和UVB，外出时防晒剂的日光防护指数应大于20%，日光强烈时防护指数应大于30%，由于防晒剂防晒时间有限，需要定时补涂[110]。皮肤敏感严重时可选择使用太阳伞和防晒衣等方式进行防晒。

参考文献

[1] 何黎, 郑捷, 马慧群, 等. 中国敏感性皮肤诊治专家共识[J]. 中国皮肤性病学志, 2017, 31 (1):1~4.

[2] Misery L, Ständer S, Szepietowski J C, et al. Definition of sensitive skin: an expert position paper from the special interest group on sensitive skin of the international forum for the study of itch[J]. Acta Dermato-Venereologica, 2017, 97 (1): 4~6.

[3] 钱添, 郝飞. 敏感性皮肤的流行病学[J]. 皮肤科学通报, 2020, 37 (6): 559~564.

[4] Misery L, Loser K, Ständer S. Sensitive skin[J]. Journal of the European Academy of Dermatology and Venereology, 2016, 30 (1): 2~8.

[5] Misery L, Boussetta S, Nocera T, et al. Sensitive skin in Europe[J]. Journal of the European Academy of Dermatology and Venereology, 2009, 23 (4): 376~381.

[6] Do L H D, Azizi N, Maibach H. Sensitive skin syndrome: an update[J]. American Journal of Clinical Dermatology, 2020, 21 (3): 401~409.

[7] Brenaut E, Misery L, Taieb C. Sensitive skin in the Indian population: an epidemiological approach[J]. Frontiers of Medicine (Lausanne), 2019, 6:29.

[8] Xu F, Yan S, Wu M, et al. Self-declared sensitive skin in China: a community-based study in three top metropolises[J]. Journal of the European Academy of Dermatology and Venereology, 2013, 27 (3): 370~375.

[9] 李安, 杨媛媛. 敏感性皮肤的诊断及分类研究进展[J]. 中国化妆品, 2022, Z3: 114~118.

[10] 董银卯, 孟宏, 马来记, 等. 皮肤表观生理学[M]. 北京: 化学工业出版社, 2018: 2~12.

[11] 何黎. 皮肤屏障与相关皮肤病[J]. 中华皮肤科杂志, 2012, 45 (6): 455~457.

[12] 袁春颖, 韩婷婷, 李燕, 等. 基于敏感肌形成机制的舒缓成分评价方法研究[J]. 食品与药品, 2023, 25 (3): 272~277.

[13] Anssens M, Van Smeden J, Gooris G S, et al. Increase in short-chain ceramides correlates with an altered lipid organization and decreased barrier function in atopic eczema patients[J]. Journal of Lipid Research, 2012, 53 (12): 2755~2766.

[14] 李安, 杨媛媛. 敏感性皮肤的成因与发生机制研究进展[J]. 日用化学品科学, 2022, 45 (10): 61~66.

[15] Huet F, Misery L. Sensitive skin is a neuropathic disorder[J]. Experimental Dermatology, 2019, 28 (12): 1470~1473.

[16] 李力翠, 杨祎峰, 毛伟, 等. 龙胆草提取物液体敷料治疗面部敏感性皮肤的疗效及对皮肤屏障功能的影响[J]. 中国美容医学, 2023, 32 (11): 98~102.

[17] Querleux B, Dauchot K, Jourdain R, et al. Neural basis of sensitive skin: an fMRI study[J]. Skin Research and Technology, 2008, 14 (4): 454~461.

[18] Misery L. Neuropsychiatric factors insensitive skin[J]. Skin Research and Technology, 2017, 35 (3): 281~284.

[19] 郭明权, 郭晓奎. 人体皮肤微生态及其与皮肤病的关系[J]. 皮肤科学通报, 2019, 36 (4): 436~443.

[20] 赵小敏, 瞿欣. 敏感肌肤和微生态屏障[J]. 日用化学工业, 2019, 49 (5): 335~340.

[21] Powers C E, McShane D B, Gilligan P H, et al. Microbiome and pediatric atopic dermatitis[J]. The Journal of Dermatology, 2015, 42 (12): 1137~1142.

[22] Williams M R, Costa S K, Zaramela L S, et al. Quorum sensing between bacterial species on the skin protects against epidermal injury in atopic dermatitis[J]. Science Translational Medicine, 2019, 11 (490): eaat8329.

[23] Kwon S, Choi J Y, Shin J W, et al. Changes in lesional and non-lesional skin microbiome during treatment of atopic dermatitis[J]. Acta Dermato Venereologica, 2019, 99 (3): 284~290.

[24] Kim J, Kim B E, Leung D Y M. Pathophysiology of atopic dermatitis: clinical implications[J]. Allergy and Asthma Proceedings, 2019, 40 (2): 84~92.

[25] 康平, 马刘佳, 李健. 动脉瘤性蛛网膜下腔出血患者脑脊液中不同标志物水平对临床预后的预测价值[J]. 心脑血管病防治, 2019, 19 (2): 112~115.

[26] Boguniewicz M. Biologic therapy for atopic dermatitis: moving beyond the practice parameter and guidelines[J]. The Journal of Allergy and Clinical Immunology, 2017, 5 (6): 1477~1487.

[27] Howell M D, Kim B E, Gao P, et al. Cytokine modulation of atopic dermatitis filaggrin skin expression[J]. Journal of Allergy and Clinical Immunology, 2009, 124 (3 Suppl 2): R7~R12.

[28] Li D G, Du H Y, Gerhard S, et al. Inhibition of TRPV1 prevented skin irritancy induced by phenoxyethanol. A preliminary in vitro and in vivo study[J]. International Journal of Cosmetic Science, 2017, 39 (1): 11~16.

[29] Richters R, Falcone D, Uzunbajakava N, et al. What is sensitive skin? A systematic literature review of objective measurements[J]. Skin Pharmacology and Physiology, 2015, 28 (2): 75~83.

[30] Zimmerman A, Bai L, Ginty D D. The gentle touch receptors of mammalian skin[J]. Science, 2014, 346 (6212): 950~954.

[31] Hilliges M, Wang L, Johansson O. Ultrastructural evidence for nerve fibers within all vital layers of the human epidermis[J]. Journal of Investigative Dermatology, 1995, 104 (1): 134~137.

[32] Inoue K, Koizumi S, Fuziwara S, et al. Functional vanilloid receptors in cultured normal human epidermal keratinocytes[J]. Biochemical and Biophysical Research Communications, 2002, 291 (1): 124~129.

[33] Peier A M, Reeve A J, Andersson D A, et al. A heat-sensitive TRP channel expressed in keratinocytes[J]. Science, 2002, 296 (5575): 2046~2049.

[34] Denda M, Sokabe T, Fukumi-Tominaga T, et al. Effects of skin surface temperature on epidermal permeability barrier homeostasis[J]. Journal of Investigative Dermatology, 2007, 127 (3): 654~659.

[35] Cui L, Jia Y, Cheng Z W, et al. Advancements in the maintenance of skin barrier/skin lipid composition and the involvement of metabolic enzymes[J]. Journal of Cosmetic Dermatology, 2016, 15 (4): 549~558.

[36] Ma Y, Cui L, Tian Y, et al. Lipidomics analysis of facial lipid biomarkers in females with self-perceived skin sensitivity[J]. Health Science Reports, 2022, 5 (3): e632.

[37] Bhattacharya N, Sato W J, Kelly A, et al. Epidermal lipids: key mediators of atopic dermatitis pathogenesis[J]. Trends in Molecular Medicine, 2019, 25 (6): 551~562.

[38] Wang H, Wang J, Zhou M, et al. Prediction of neonatal acne based on maternal lipidomic profiling[J]. Journal of Cosmetic Dermatology, 2020, 19 (10): 2759~2766.

[39] Shi V Y, Leo M, Hassoun L, et al. Role of sebaceous glands in inflammatory dermatoses[J]. Journal of the American Academy of Dermatology, 2015, 73 (5): 856~863.

[40] 万宗元, 佟薇, 周淳, 等. 基于脂质组学的敏感性皮肤表面脂质差异分析[J]. 日用化学工业, 2023, 53 (9): 999~1007.

[41] Fan L, Jia Y, Cui L, et al. Analysis of sensitive skin barrier function: basic indicators and sebum composition[J]. International Journal of Cosmetic Science, 2018, 40 (2): 117~126.

[42] Camera E, Ludovici M, Tortorella S, et al. Use of lipidomics to investigate sebum dysfunction in juvenile acne[J]. Journal of Lipid Research, 2016, 57 (6): 1051~1058.

[43] Jung I K, Choi J, Nam J, et al. Modeling lipid layers of atopic skin and observation of changes

in lipid layer properties with changes in ceramide content[J]. Journal of Cosmetic Dermatology, 2021, 20 (9): 2924~2931.

[44] [美] Golara Honari. 敏感性皮肤综合征(第2版)[M]. 杨蓉娅(译), 北京: 北京大学医学出版社, 2019.

[45] Roosterman D, Goerge T, Schneider S W, et al. Neuronal control of skin function: the skin as a neuroimmunoendocrine organ[J]. Physiological Reviews, 2006, 86 (4): 1309~1379.

[46] Misery L, Duboc H, Coffin B, et al. Association between two painful and poorly understood conditions: irritable bowel and sensitive skin syndromes[J]. European Journal of Pain, 2019, 23 (1): 160~166.

[47] Iftinca M, Defaye M, Altier C. TRPV1-targeted drugs in development for human pain conditions[J]. Drugs, 2021, 81 (1): 7~27.

[48] 喻明英, 许显, 任璐, 等. 敏感肌形成机制及抗敏感成分研究进展[J]. 日用化学品科学, 2021, 44 (6): 32~37.

[49] Farage M A. Self-reported immunological and familial links in individuals who perceive they have sensitive skin[J]. British Journal of Dermatology, 2008, 159 (1): 237~238.

[50] Moore C, Cevikbas F, Pasolli H A, et al. UVB radiation generates sunburn pain and affects skin by activating epidermal TRPV4 ion channels and triggering endothelin-1 signaling[J]. Proceedings of the National Academy of Sciences of the United States of America, 2013, 110 (38): 15502.

[51] Chen Y, Fang Q, Wang Z, et al. Transient receptor potential vanilloid 4 ion channel functions as a pruriceptor in epidermal keratinocytes to evoke histaminergic itch[J]. Journal of Biological Chemistry, 2016, 291 (19): 10252~10262.

[52] Baumann L. Understanding and treating various skin types: the Baumann skin type indicator[J]. Dermatologic Clinics, 2008, 26 (3): 359~373.

[53] 王学民, 谈益妹, 周玉田, 等. Baumann 皮肤分型问卷在中国的适用性研究[J]. 临床皮肤科杂志, 2010, 39 (9): 550~552.

[54] 栾梅, 戴茹, 范林明, 等. 敏感性皮肤问卷的编制及其与鲍曼敏感性皮肤问卷的信度和效度比较[J]. 中国皮肤性病学杂志, 2018, 32 (1): 80~83.

[55] 李淑媛, 王学民, 樊国彪. 电流感觉阈值在诊断神经源性敏感性皮肤中的意义[J]. 临床皮肤科杂志, 2014, 43 (1):11~13.

[56] Ohta M, Hikima R, Ogawa T. Physiological characteristics of sensitive skin classified by stinging test[J]. Journal of Japanese Cosmetic Science Scoiety, 2000, 23 (6): 163~167.

[57] Wu Y, Wang X, Zhou Y, et a1. Correlation between stinging, TEWL and capacitance[J]. Skin Research and Technology, 2003, 9 (2): 90~93.

[58] 陈双瑜, 王学民, 刘彦群. 化学探头试验在敏感性皮肤评判中的应用[J]. 临床皮肤科杂志, 2014, 43 (3): 190~193.

[59] Yokota T, Matsumoto M, Sakamaki T, et al. Classification of sensitive skin and development of a

treatment system appropriate foreach group[J]. International Federation of Societies of Cosmetic Chemists Magazine, 2003, 6: 303~307.

[60] 吴文海, 易帆, 孟宏. 敏感性皮肤评价方法 [J]. 中华皮肤科杂志, 2019, 52 (4): 275~278.

[61] Seidenari S, Francomano M, Mantovani L. Baseline biophysical parameters in subjects with sensitive skin[J]. Contact Dermatitis, 1998, 38 (6): 311~315.

[62] 孙学俊, 闫喜中, 郝赤. 激光共聚焦扫描显微镜技术简介及其应用 [J]. 山西农业大学学报 (自然科学版), 2016, 36 (1):1~9, 14.

[63] 江文才, 袁超. 反射式共聚焦显微镜在炎症性皮肤病诊疗中的应用 [J]. 中国麻风皮肤病杂志, 2017, 33 (5): 312~316.

[64] MaY F, Yuan C,Jiang W C, et al. Reflectance confocal microscopy for the evaluation of sensitive skin[J]. Skin Research and Technology, 2017, 23 (2): 227~234.

[65] Jourdain R, De Lacharrière O, Bastien P, et al. Ethnic variations in self-perceived sensitive skin: epidemiological survey[J]. Contact Dermatitis, 2002, 46 (3): 162~169.

[66] Yang L, Lyu L, Wu W, et al. Genome-wide identification of long non-coding RNA and mRNA profiling using RNA sequencing in subjects with sensitive skin[J]. Oncotarget, 2017, 8 (70): 114894~114910.

[67] Sandby-Mller J, Poulsen T, Wulf H C. Epidermal thickness at different body sites: relationship to age, gender, pigmentation, blood content, skin type and smoking habits[J]. Acta Dermato Venereologica, 2003, 83 (6): 410~413.

[68] Wang X, Su Y, Zheng B, et al. Gender-related characterization of sensitive skin in normal young Chinese [J]. Journal of Cosmetic Dermatology, 2020, 19 (5): 1137~1142.

[69] Misery L, Jean-Decoster C, Mery S, et al. A new ten-item questionnaire for assessing sensitive skin: the sensitive scale-10[J]. Acta Dermato Venereologica, 2014, 94 (6):635~639.

[70] 屈欢欢, 高琳. 敏感性皮肤的诊疗新进展 [J]. 中国美容医学, 2023, 32 (3): 193~196.

[71] 许爱娥, 周妙妮. 敏感性皮肤的分类 [J]. 皮肤科学通报, 2020, 37 (6): 565~569.

[72] Farage MA. The prevalence of sensitive skin[J]. Frontiers of Medicine, 2019, 6: 98.

[73] 丛林, 廖勇, 杨蓉娅. 敏感性皮肤治疗进展 [J]. 中国美容医学, 2018, 27 (1): 140~144.

[74] 孙乐栋, 梁文丽, 徐月红. 医学护肤品广东专家共识 [J]. 今日药学, 2015, 25 (11): 745~747, 752.

[75] Nojiri H, Ishida K, Yao X, et al. Amelioration of lactic acid sensations in sensitive skin by stimulating the barrier function and improving the ceramide profile[J]. Archives of Dermatological Research, 2018, 310 (6): 495~504.

[76] Pavlaková J, Egner P, Sedláek T, et al. In vivo efficacy and properties of semisolid formulations containing panthenol[J]. Journal of Cosmetic Dermatology, 2019, 18 (1): 346~354.

[77] Zhou Y X, Xin H L, Rahman K, et al. Portulaca oleracea L: a review of phytochemistry and pharmacological effects[J]. BioMed Research International, 2015, 2015: 925631.

[78] Wang Y, Viennet C, Jeudy A, et al. Assessment of the efficacy of a new complex antisensitive skin cream[J]. Journal of Cosmetic Dermatology, 2018, 17 (6): 1101~1107.

[79] 李坤杰, 黄豪, 郭燕妮. 透明质酸对敏感性皮肤屏障功能修复的研究进展[J]. 皮肤科学通报, 2017, 34 (4): 403~407.

[80] Berardesca E, Bonfigli A, Cribier B, et al. A split-face study assessing the clinical benefit, tolerability and subject satisfaction of a dermocosmetic in subjects with rosacea associated with erythema and sensitive skin[J]. Clinical, Cosmetic and Investigational Dermatology, 2020, 13: 751~758.

[81] 何黎, 温海, 徐丽敏, 等. 含马齿苋及甘草提取物护肤品对敏感性皮肤辅助治疗作用的临床观察[J]. 临床皮肤科杂志, 2009, 38 (6): 364~366.

[82] Jeong S, Lee S H, Park B D, et al. Comparison of the efficacy of atopalm® multi-lamellar emulsion cream and physiogel® intensive cream in improving epidermal permeability barrier in sensitive skin[J]. Dermatologic Therapy, 2016, 6 (1): 47~56.

[83] 李娜, 施为, 杨森, 等. 透明质酸修复生物膜与舒敏保湿修复霜辅助治疗敏感性皮肤随机对照观察[J]. 临床皮肤科杂志, 2013, 42 (12): 735~738.

[84] Heinicke I R, Adams D H, Barnes T M, et al. Evaluation of a topical treatment for the relief of sensitive skin[J]. Clinical, Cosmetic and Investigational Dermatology, 2015, 8 (8): 405~412.

[85] 王珊珊, 梁虹, 胡英姿, 等. 功效性化妆品对敏感性皮肤的防护作用[J]. 中国美容医学, 2009, 18 (10): 1486~1489.

[86] Stettler H, Kurka P, Lunau N, et al. A new topical panthenol containing emollient: results from two randomized controlled studies assessing its skin moisturization and barrier restoration potential, and the effect on skin microflora[J]. Journal of Dermatological Treatment, 2017, 28 (2): 173~180.

[87] Piccioni A, Pellegrini C, Mazzocchetti G, et al. Improving skin aging, skin hydration and sensitive skin with four specific skin care products: results from a single-centre, observational, prospective study[J]. Journal of Cosmetic Dermatology, 2017, 7 (1): 48~56.

[88] 李芸, 孙秋宁, 杨蓉娅, 等. 舒缓特护面霜辅助治疗862例面部敏感性皮肤患者疗效观察[J]. 实用皮肤病学杂志, 2015, 8 (2):85~88.

[89] Kamide R, Misery L, Perez-Cullell N, et al. Sensitive skin evaluation in the Japanese population[J]. Journal of Cosmetic Dermatology, 2013, 40 (3): 177~181.

[90] 何黎, 刘玮, 李利. 舒敏保湿类护肤品在敏感性皮肤中的应用指南[J]. 中国皮肤性病学杂志, 2019, 33 (11): 1229~1231.

[91] 徐良恒, 顾华, 郭美华. 透明质酸对BALB/c小鼠激光损伤后皮肤屏障功能修复的研究[J]. 中华皮肤科杂志, 2014, 47 (5): 345~348.

[92] 何黎. 临床敏感性皮肤处理策略[J]. 国际皮肤性病学杂志, 2015, 41 (3): 141~142.

[93] 何黎. 提高对敏感性皮肤的认识水平[J]. 中国皮肤性病学杂志, 2017, 31 (2): 123~125.

[94] 王敏, 郭亮. 皮肤清洁剂及其在各种皮肤病中的应用[J]. 中华医学美学美容杂志, 2019, 25

(5): 443~445.

[95] 谢丽, 李利. 敏感性皮肤的护理[J]. 中国医学文摘-皮肤科学, 2020 (6): 612~615.

[96] Uche L E, Gooris G S, Bouwstra J A. Barrier capability of skin lipid models: effect of ceramides and free fatty acid composition[J]. Langmuir, 2019, 35 (47): 15376~15388.

[97] Cho H J, Chung B Y, Lee H B, et al. Quantitative study of stratum corneum ceramides contents in patients with sensitive skin[J]. The Journal of Dermatology, 2012, 39 (3): 295~300.

[98] Alhasaniah A, Sherratt M J, O'Neill C A. The impact of ultraviolet radiation on barrier function in human skin: molecular mechanisms and topical therapeutics[J]. Current Medicinal Chemistry, 2018, 25 (40): 5503~5511.

[99] Ananthapadmanabhan K P, Leyden J J, Hawkins S S. Recent advances in mild and moisturizing cleansers[J]. Journal of Drugs in Dermatology, 2019, 18 (1s): s80~s88.

[100] Van Smeden J, Janssens M, Gooris G S, et al. The important role of stratum corneum lipids for the cutaneous barrier function[J]. Biochimica et Biophysica Acta, 2014, 1841 (3): 295~313.

[101] Ohno Y. Elucidation of the synthetic mechanism of acylceramide, an essential lipid for skin barrier function[J]. Yakugaku Zasshi, 2017, 137 (10): 1201~1208.

[102] Tokudome Y. Improvement of the skin barrier function with physiologically active substances[J]. Yakugaku Zasshi, 2019, 139 (12): 1549~1551.

[103] Meckfessel M H, Brandt S. The structure, function, and importance of ceramides in skin and their use as therapeutic agents in skin-care products[J]. Journal of the American Academy of Dermatology, 2014, 71 (1): 177~184.

[104] Li Z, Hu L, Elias P M, et al. Skin care products can aggravate epidermal function: studies in a murine model suggest a pathogenic role in sensitive skin[J]. Contact Dermatitis, 2018, 78 (2): 151~158.

[105] 中国医师协会皮肤科医师分会皮肤美容事业发展工作委员会. 皮肤防晒专家共识(2017)[J]. 中华皮肤科杂志, 2017, 50 (5): 316~320.

[106] Delrosso J Q, Thiboutot D, Gallo R, et al. Consensus recommendations from the American Acne & Rosacea Society on the management of rosacea, part 2: a status report on topical agents[J]. Cutis, 2013, 92 (6): 277~284.

[107] 李业贤, 刘丽娟, 张国强.《舒敏保湿类护肤品在敏感性皮肤中的应用指南》解读[J]. 河北医科大学学报, 2020, 41 (6): 621~623.

[108] 中国医师协会皮肤科医师分会皮肤美容事业发展工作委员会. 中国皮肤清洁指南[J]. 中华皮肤科杂志, 2016, 49 (8): 537~540.

[109] Draelos, Diana Z. Cosmeceuticals for rosacea[J]. Clinics in Dermatology, 2017, 35 (2): 213~217.

[110] 何黎. 夏季皮肤的保湿及防晒[J]. 皮肤病与性病, 2010, 32 (3): 11~12.

第 5 章

痤疮及其治疗技术

5.1.1 痤疮概述

1. 痤疮定义

痤疮是一种好发于青春期并主要累及面部的毛囊皮脂腺单位的慢性炎症性皮肤病。痤疮主要发生在皮脂分泌旺盛的区域，如脸部、胸背部等，若不能及时处理，容易在皮肤上留下色素、红斑甚至永久性疤痕[1]，每个人在不同时间段几乎都出现过痤疮，在皮肤科门诊中占比达到10%~20%，仅次于过敏性皮肤疾病[2]。

2. 痤疮的流行病学

2010年的全球疾病负担数据库显示，寻常痤疮的全球患病率为9.4%，将其列为全球第八大流行疾病，其中男性痤疮的患病率为8.96%，女性痤疮的患病率为9.81%。在不同国家和不同年龄阶段，痤疮的患病率各不相同，据统计约有35%至接近100%的青少年在生长发育的不同阶段患有痤疮，痤疮在青少年时期的发病率最高，青春期前儿童的发病率相对较低，青少年晚期或成年后，痤疮患病率随年龄的增长而呈下降趋势[3]。与年轻的青少年或学龄前儿童相比较，年龄较大的青少年患严重痤疮的概率更高，原因是其皮脂分泌更旺盛，而高皮脂水平有利于痤疮丙酸杆菌的生长。除了痤疮丙酸杆菌外，重度痤疮皮损中的脓疱、囊肿和结节，这种化脓性感染中最常见的病原菌是金黄色葡萄球菌，且在痤疮毛囊皮脂腺内定植的微生物中6.8%~47.3%为表皮葡萄球菌，仅次于痤疮丙酸杆菌[4]。暴露组学与皮肤疾病的研究逐渐成为当下的热点，暴露组学是指从妊娠开始贯穿整个人生的环境暴露。黎巴嫩的一项研究探索了人群暴露于大气污染环境和发生炎症性痤疮之间的联系，结果显示，暴露在严重的NO_2污染环境以及在发电厂附近工作，都与人群痤疮的发生存在统计学上的显著关联[5]。痤疮的全球高患病率和复杂致病因素，以及严峻的环境污染形势都在昭示着寻找更好的痤疮治疗方法的迫切性和必要性。

3.痤疮分级

痤疮的临床表现形式不同，根据皮损轻重程度表现为粉刺、丘疹、脓疱、结节、囊肿等[6]。痤疮分级是痤疮治疗方案选择及疗效评价的重要依据。目前国际上有多种分级方法，中国痤疮治疗指南（2019年修订版）按照皮损性质将痤疮分为三度四级，轻度（Ⅰ级）：仅有粉刺；中度（Ⅱ级）：有炎性丘疹；中度（Ⅲ级）：出现脓疱；重度（Ⅳ级）：有结节、囊肿[7]。

5.1.2 痤疮的发病机制

痤疮病因与发生机制非常复杂，多种内外源性因素与痤疮密切相关。痤疮与皮脂腺分泌过多、细菌过度生长、毛孔堵塞、内分泌因素、情绪因素、遗传、饮食生活习惯、环境因素、使用不恰当的化妆品等相关，但这些因素之间相互作用和关系仍有待阐明。目前痤疮发病机理并没有被完全研究透彻，但公认有以下4种原因：雄激素对皮脂腺调控异常，皮脂腺导管角质化异常，痤疮丙酸杆菌过度繁殖以及炎症免疫反应。

1.雄激素对皮脂腺调控异常

痤疮的发生是由于皮脂腺发育迅速，皮脂分泌过多，而皮脂腺的发育直接受雄激素的控制。雄激素是由性腺和肾上腺分泌的一类内分泌激素,对皮脂腺的发育和分泌起调节作用,其中睾酮的影响最大。进入青春期后,雄激素尤其是睾酮水平迅速升高,毛囊和皮脂腺细胞中存在一些特定的还原酶,5α-还原酶是将睾酮转化为二氢睾酮(Dihydrotestosterone,DHT)的主要酶。DHT与皮脂腺细胞中的受体结合,刺激角质形成细胞增殖并增加代谢产物。当细胞数量增加并向内生长时,肿块会压迫毛囊壁,导致压力增加[8]。在临床实践中,抗雄激素制剂通过下调皮脂腺中mTORC1基因的表达来促进细胞自噬并减少皮脂分泌。此外,皮脂腺中的雄激素受体(AR)增加了对雄激素的敏感性,导致DHT增加[9,10]。青春期激素分泌的快速增加使其成为寻常痤疮的高危期。睾酮水平影响皮脂腺的发育,体内睾酮水平的增加可以促进大量皮脂的快速发育和积累。此外,脱氢表雄酮也能在一定程度上促进皮脂分泌,脱氢表雄酮主要存在于黄体酮和肾上腺皮质中。皮脂的主要成分包括角鲨烯、蜡酯、甘油三酯、少量类固醇和胆固醇酯。研究发现,痤疮患者皮脂中蜡酯含量较高,亚油酸含量较低,可以减少毛囊周围必需的脂肪酸,促进毛囊上皮的角质化[11]。

2.皮脂腺导管角质化异常

痤疮发展的另一个重要因素是毛囊皮脂腺导管的异常角化。卵泡压力升高或缺氧容易损害角质形成细胞的分化能力;如果角质形成细胞的分化和成熟过程被破坏甚至中断,角质形成细胞就不会发育成熟,也不会脱落。这会导致皮脂在毛囊中堆积,最终导致越来越多的物质堵塞毛孔[12]。皮脂腺导管开口减少和运输通道变窄是由皮脂腺导管的异常角质化引起的,经过一定周期后,上皮细胞会脱落并与皮脂混合堆积,堵塞毛囊的开口。在毛囊漏斗的下部,角质形成细胞中的片状颗粒逐渐减少,并被不易脱落的角质形成细胞所取代。它们主要由大量的张力丝、桥粒和脂质体组成。这些角质形成细胞的积累导致角质层增厚,堵塞毛囊的皮脂腺导管,阻止皮脂腺正常排泄代谢产物,最终在皮肤表面形成角蛋白塞,也称为痤疮。随着年龄的增长,身体的代谢速率降低,成人皮肤容易在脸上过度积聚角蛋白,导致毛孔堵塞[13]。

3.痤疮丙酸杆菌过度繁殖

大量皮脂的分泌和排泄容易引起继发性细菌感染。毛囊和皮脂腺中存在各种微生物，如痤疮丙酸杆菌、金黄色葡萄球菌和马拉色菌。其中，痤疮丙酸杆菌是一种革兰氏阳性菌，是人体表皮的常驻菌，也是诱发痤疮的主要微生物之一。这种细菌是厌氧的，皮脂排泄的阻碍创造了良好的局部厌氧环境，导致痤疮丙酸杆菌的增殖，痤疮患者毛囊内的痤疮丙酸杆菌含量明显高于正常水平[14]。在功能水平上，痤疮患者和正常人群的基因表达存在显著差异。皮脂在皮脂腺中的堆积造成堵塞，在缺氧条件下，容易引起嗜皮脂的厌氧痤疮丙酸杆菌的增殖，并释放出各种生物活性酶（如蛋白酶和脂肪酶）。痤疮丙酸杆菌产生的脂肪酶将皮脂中的甘油三酯分解为游离脂肪酸，这些脂肪酸的增加为毛囊中的痤疮丙酸杆菌提供营养，导致痤疮丙酸杆菌增殖并形成恶性循环。同时，研究发现，痤疮丙酸杆菌抑制维生素B12的生物合成，增加卟啉的产生，诱导皮肤炎症并产生痤疮[15]。此外，痤疮丙酸杆菌还可产生多肽类物质，趋化嗜中性粒细胞，活化补体和使白细胞释放各种酶类，诱发或加剧炎症。

4.炎症免疫反应

除了上述因素外，一些患者痤疮的发生还与身体的免疫状态有关，尤其是在一些特殊类型的痤疮中，如聚集性痤疮和暴发性痤疮，免疫反应在其中发挥着重要作用。

如果毛囊壁穿透并破裂，细菌角蛋白等物质将泄漏到皮肤表皮以下的组织中，即真皮的上部和中部。此时，卵泡内物质的释放将触发人体免疫系统。在毛囊内部物质穿透真皮的同时，产生的炎症介质进入毛囊导管，导致炎症细胞在毛囊中积聚，并在表面形成脓肿。如果炎症介质不能进入皮脂腺，不能排泄到皮肤表面并迅速愈合，就可能会出现结节和囊肿等症状。皮脂腺脂质含有大约57%的甘油三酯和其他脂肪，新分泌的脂质不含游离脂肪酸。甘油三酯分泌到皮肤表面，然后被细菌和酵母脂肪酶水解，排出体外。但是，痤疮丙酸杆菌在毛囊内广泛繁殖，它产生的酯酶可以分解皮脂中的甘油三酯，产生游离脂肪酸，从而导致游离脂肪酸出现在皮脂腺内，而不是出现在皮肤表面[16]。游离脂肪酸是导致痤疮炎症性损害的主要因素。

炎症性痤疮的明确机制包括Toll样受体（Toll like receptors，TLR）和核苷酸结合寡聚化结构域（Nucleotide binding oligomerization domain，NOD）样受体。TLR在机体免疫中起着重要作用，角质形成细胞和皮脂腺细胞中的TLR-2可以识别痤疮丙酸杆菌细胞壁上的肽聚糖，诱导产生IL-8等炎症因子，并引发炎症反应，NOD样受体是细胞内模式识别受体，NOD1和NOD2可以识别细菌细胞壁上肽聚糖的降解产物，从而启动免疫反应[17]。

5.2 痤疮的分类与诊断

5.2.1 痤疮分类

按照严重程度痤疮可分为寻常痤疮、聚合性痤疮、暴发性痤疮等；按照发病时间可分出成年痤疮、青春期前痤疮、月经前痤疮等亚型；依据病因又可分出化妆品痤疮、热带痤疮、机械性痤疮、表皮剥脱性痤疮、夏季痤疮、职业性痤疮、痤疮样发疹等其他亚型，以及以痤疮为表现的综合征，包括毛囊闭锁三联征和SAPHO综合征[18~21]。

1. 寻常痤疮(Acne vulgaris)

寻常痤疮是痤疮最常见的类型，一般发生于青春期后，大多数不会导致严重疾病。皮疹往往于青春期后迅速出现，男性多重于女性。初期表现为开放性或闭合性粉刺，后期出现炎症性红斑或以毛囊为中心的炎性丘疹和脓疱。临床上以炎性丘疹最为多见，严重者可出现炎症性结节和囊肿，疼痛明显，愈合后遗留瘢痕。皮疹多发生于面部，也可见于胸背部，少数患者四肢和臀部亦可出现。本病呈慢性病程，时轻时重，反复发作，青春期后逐渐缓解自愈。

2. 聚合性痤疮(Acne conglobata)

表现严重的囊肿型痤疮，常见于男性，青春后期发病。皮疹有粉刺、丘疹、脓疱、结节及囊肿，以囊肿为主，多发囊肿融合成窦道，囊肿内常含有恶臭的黏液脓性物质，预后遗留疤痕，患者疼痛明显。发病部位与寻常痤疮相同。此类型痤疮一般和化脓性汗腺炎、脓肿性穿掘性毛囊周围炎并发，三者属于相同的疾病谱，具有相同的发病机制，称为毛囊闭锁三联征，又称为反常性痤疮。

3. 暴发性痤疮(Acne fulminant)

几乎仅见于青少年男性。皮疹表现为轻度痤疮病史的患者突然病情加重，出现多发囊肿、结节、结节和囊肿，易破溃形成溃疡，预后遗留毁容性疤痕。本类型同时伴有发热、关节痛、关节炎、体重下降和血液系统改变（白细胞增加、贫血、血沉增快等）等系统症状。

4. 坏死性痤疮(Acne necrotica)

又称痘疮样痤疮，皮损可波及额部、颞颊部、鼻、耳甚至躯干四肢。皮疹开始为额部出现的粟粒大小的毛囊性脓疱，中心有毳毛贯穿，中心部分很快结痂坏死，形成盘状痂皮，痂皮脱落后遗留凹陷性疤痕。皮疹常分批出现，每批约经过一个月左右，遗留疤痕自愈，反复发生，病程可迁延数月至数年。

5. 月经前痤疮（Premenstrual acne）

女性在月经周期前约1周可能会出现一过性的丘疹脓疱性皮损加重的现象，痤疮也可能始发于20~35岁青春期未发病的女性。皮疹常表现为下颌部、颊部和上颈部的丘疹、脓疱和痛性深在性迁延不愈的结节。

6. 成年痤疮（Adult acne）

又称青春期后痤疮、迟发型痤疮。成年痤疮是指25岁以后出现的痤疮，痤疮可能会在青春期后女性突然出现（迟发或再发），皮疹往往较少，可见下面部，尤其是下颌和下颌夹区的小的闭合性粉刺和散在丘脓疱疹，往往经前发疹且在经前紧张综合征常见。发病病因尚不清楚，可能与高雄激素血症有关。

7. 青春期前痤疮 (Preadolescent acne)

包括新生儿痤疮（Neonatal acne）、婴儿痤疮（Infantile acne）和儿童痤疮（Children acne），本型具有自限性。新生儿痤疮多发生于出生后 1~2 天，男性新生儿多见，与母亲激素经胎盘传递有关，皮疹表现为散在丘疹，可不经治疗自行缓解。婴儿痤疮一般发生于出生后数月，可短暂地出现丘疹、粉刺、脓疱，一般具有自限性，经数周或数月后消退，不易留疤痕。但是偶有病例延续到儿童期和整个青春期。儿童痤疮指 2 岁以后发生的皮损，可由持续不愈的婴儿期痤疮延续而来，也可在 1 岁后发病。本病较为少见且多发生于男性。皮疹表现为群集的粉刺、丘疹、脓疱、结节，通常局限于面部，可持续几周至几年不等，偶尔也可延续为更严重的青春期痤疮。

8. 化妆品痤疮(Acne cosmetica)

指由化妆品（特别是保湿剂和防晒霜）中的致痤疮物质引起的痤疮皮疹。皮疹表现为在化妆品使用部位有相当密集的闭合性、开放性粉刺和丘疹脓疱，有时不先出现微粉刺（化学性毛囊炎）而直接出现炎性丘疹。

9. 热带痤疮(Tropical acne)

本型是一种少见的严重痤疮，发生于热带的湿热季节，以有寻常痤疮病史的青年男性居多。皮疹表现为结节、囊肿及脓疱，常有聚合性脓肿，粉刺少见，主要发生于背部、臀部和大腿。其特征是面部不受累。患者转移至气候凉爽和较干燥处可缓解。

10. 机械性痤疮 (Acne mechanica)

指因机械性因素（如压迫、摩擦、牵拉等）引起的机械因素作用部位的毛囊口角栓或小的角质囊肿。

11. 表皮剥脱性痤疮 (Excoriated acne)

又称少女人工性痤疮或挑剔者痤疮，该病主要见于患有浅表性痤疮的女孩，其原发病变极轻微甚至不存在，但因患者的强迫观念或者神经官能症，常挑剔面部皮肤并挤压面部的微小粉刺，造成表皮剥脱，从而形成继发损害，出现结痂并留下疤痕。这可能是抑郁症或焦虑症的一个指征。

12.夏季痤疮（Acne aestivalis）

也称为Mallorca痤疮，本病几乎只发生于25~40岁的女性，皮疹春季发病，夏季加重，而于秋季完全缓解。表现为暗红色、圆顶形、坚硬的小丘疹，通常不超过3~4毫米，粉刺和脓疱很少甚至没有，皮疹发生于面颊，并常扩散至颈侧、胸部和肩部，还可特征性地发生于上臂。抗生素治疗无效，局部外用维A酸有效。

13.职业性痤疮（Occupational acne）

是指在所从事的职业劳动中接触矿物油类或某些含氯的卤代烃类所引起的痤疮样损害。常见的有油痤疮和氯痤疮。油痤疮的特点是仅发生在接触部位，主要表现为毛囊口角化、黑头粉刺和痤疮样损害，少数可因继发感染引起毛囊炎、疖肿。毳毛沿毛囊口折断，形成群集的、类似毛周角化样皮损的特征表现。氯痤疮的皮损以黑头粉刺为主，常伴有毛囊口角化，间有白色粟丘疹，炎症性丘疹较少见。职业性痤疮和一般寻常痤疮的不同之处为发病无年龄限制，皮损除分布于面部、上胸、背部外，还好发于手背、指背及前臂伸侧等处。皮疹毛囊口角化现象突出，分布密而均匀，触之粗糙。

14.痤疮样发疹（Acneiform eruptions）

是一种类似于痤疮丘疹和脓疱损害的毛囊性皮疹，上皮破裂和毛囊内容物溢入真皮导致了皮疹形成。皮疹并不局限于寻常痤疮的常见部位，发病年龄多见于成年人。引起痤疮样发疹的原因包括：（a）皮肤接触工业化学品：多为含氯及含氯成分的烟雾，多卤化碳氢化合物（尤其是2，3，7，8-四氯二苯并-对-二恶英）最易致病，已知可产生痤疮样发疹的物质有切割油、润滑油、煤焦油、沥青和石棉。（b）药物：造影剂中的碘化物或碘化钾、药物中的溴化物（如溴丙胺太林、睾酮、环孢菌素、抗癫痫药、锂剂）和系统性皮质类固醇药物。其中，系统性皮质类固醇激素引起的皮疹称为类固醇性痤疮，表现为短期（如3~5天）内应用中高剂量的皮质类固醇激素时突然发生的炎症性丘疹，皮损大量分布于躯干上部和上臂，亦可见于面部。

15. SAPHO 综合征（SAPHO syndrome）

临床表现为滑膜炎（S）、痤疮（A）、脓疱病（P）、骨肥厚（H）及骨髓炎（O）。皮肤损害表现为暴发性痤疮、聚合性痤疮、脓疱性银屑病、化脓性汗腺炎、头皮层间蜂窝织炎、Sweet综合征、Sneddon-Wilinson病和掌趾脓疱病。皮损改变大多早于骨骼表现，有时可能在骨骼改变时出现，但部分成人和儿童患者不会出现皮肤表现。肌肉和骨骼病变中，胸骨和下颌骨是成人最常见的受累部位，而长骨，尤其是胫骨是儿童主要受累部位。核素扫描胸廓骨质改变是其最特异性的诊断。

5.2.2　痤疮的分级及诊断

1. 痤疮的分级

痤疮分级是痤疮治疗方案选择及疗效评价的重要依据。目前国际上有多种分级方法，其中中国痤疮治疗指南主要依据皮损性质将痤疮分为3度4级，即：轻度（Ⅰ级）：仅有粉刺；中度（Ⅱ级）：有炎性丘疹；中度（Ⅲ级）：出现脓疱；重度（Ⅳ级）：有结节、囊肿（表5.1）。Pillsbury分类法[25]将痤疮分为Ⅰ度（轻度）~Ⅳ度（重度-集簇性）（表5.2）。Cunliffe等提出面部痤疮严重度分为12级，背部和胸部分为8级，但因太过复杂，不适于临床应用[22~24]。

表5.1　中国痤疮治疗指南之痤疮分级

分级	严重程度
轻度（Ⅰ级）	粉刺
中度（Ⅱ级）	炎性丘疹
中度（Ⅲ级）	脓疱
重度（Ⅳ级）	结节、囊肿

表 5.2　Pillsbury 分类法

严重程度	临床表现特点
Ⅰ度（轻度）	散发至多发的黑头粉刺，可伴散在分布的炎性丘疹
Ⅱ度（中度）	Ⅰ度+炎症性皮损数目增加，出现浅在性脓疱，但局限于面部
Ⅲ度（重度）	Ⅱ度+深在性脓疱，分布于面部、颈部和胸背部
Ⅳ度（重度−集簇性）	Ⅲ度+结节、囊肿，伴疤痕形成，发生于上半身

2. 痤疮的诊断

痤疮的诊断很容易，寻常痤疮根据青年男女，发生于面部、前胸和背部，散在性黑头粉刺、丘疹、脓疱、结节及囊肿，对称分布等特点便可以诊断。其他类型痤疮依据皮疹特点、发病年龄、病史和职业用药史等也不难诊断。

痤疮的组织病理学只供临床医生参考，临床上很少需要靠组织病理学来诊断。首先，临床上根据病史及体格检查即可以确诊，不需要作活检。其次，痤疮皮疹多发生于面部，病理活检易遗留疤痕。病理活检多用于面部播散性粟粒性狼疮等其他具有类似皮疹的面部疾病。

微粉刺（Microcomedo）：组织病理学结构上痤疮皮疹初始表现，此时临床尚无明显表现。表现为毛囊漏斗部的角质细胞粘连性增加，使角化物在毛囊口内聚集，皮脂分泌尚畅通。

白头粉刺（Whitehead）：毛囊漏斗部角质细胞粘连性增加，越积越多，把毛囊口封闭、堵塞。而毛囊开口处封闭，粉刺与外界不相通。毛囊周围有淋巴细胞浸润。临床上看起来为白色稍隆起小丘疹，故称白头粉刺。

黑头粉刺（Blackhead）：毛囊口内的粉刺角化物堆积逐渐增多，突出于毛囊口外而与外界相通。在空气作用下使堆积的皮脂呈黑色，粉刺内有毛囊壁的碎片，毛囊周围可见淋巴细胞浸润。临床上表现为皮肤表面的黑点，故称黑头粉刺。因为毛囊周围只有淋巴细胞浸润而无中性粒细胞参与，故属非炎症性损害。

炎性丘疹（Inflammatory papule）：表现为粉刺的基础上毛囊口封闭，缺氧环境下，厌氧性痤疮丙酸杆菌大量繁殖、活跃，将大量的甘油三酯代谢为游离脂肪酸和白细胞趋化因子。在毛囊皮脂腺内有中性粒细胞浸润而形成炎性丘疹，临床上它是痤疮最基本的皮肤损害。

脓疱性痤疮（Pustular acne）：封闭的毛囊皮脂腺结构中积聚了大量游离脂肪酸和白细胞趋化因子吸引而来的中性粒细胞，中性粒细胞吞噬痤疮丙酸杆菌，从而出现炎症反应，形成脓腔，腔内可以看到坏死、脱落的毛囊组织。

结节（Nodule）：闭锁的深部毛囊皮脂腺结构中堆积了大量角质性物质，趋化大量中性粒细胞，炎症反应剧烈，部位较深，在皮肤上表现为深在的炎性结节。

囊肿（Cyst）：在结节的基础上，炎症反应破坏了正常毛囊皮脂腺结构，造成了大量固态或液态的物质聚积，形成无囊壁的囊肿。

疤痕（Scar）：发生于结节、囊肿改变后，真皮内毛囊皮脂腺结构被破坏，真皮内成纤维细胞修复损伤形成各种萎缩性和增生性疤痕。

毛囊闭锁（Follicular occlusion）：在毛囊皮脂腺或毛囊大汗腺部位发生毛囊漏斗部角化过度，皮脂腺、大汗腺内容物大量残留，在白细胞趋化因子的作用下，大量中性粒细胞浸润形成毛囊周围炎，进而形成结节、囊肿。深在部位的囊肿、结节破溃形成脓肿和瘘管，融合成片。本病应注意与酒渣鼻、颜面播散性粟粒性狼疮等进行区别。不同类型之间痤疮的诊断也应尽可能明确，以便于指导临床治疗。酒渣鼻好发于中年人，皮损分布于鼻尖、两颊、额及颏部为主，患部有毛细血管扩张、丘疹、脓疱症状，晚期形成鼻赘。颜面播散性粟粒性狼疮好发于成年人，皮损主要为半球形或略扁平的丘疹或小结节，呈暗红或褐色，触之柔软，中心坏死，玻片按压丘疹时，可以显出黄色或褐色小点，对称分布在眼睑、鼻唇沟及颊部，在下眼睑往往融合成堤状。

5.2.3　痤疮形成的影响因素

1. 遗 传

遗传的易感基因决定了是否会患上痤疮。如果患有痤疮，那么基因可能来自父母一方，如果没有患有痤疮，并不意味着没有遗传痤疮基因。有些基因在拥有该基因的人身上得到了充分表达，而其他基因只有在条件合适的时候才会完全表达。比如雀斑基因的表达，需要阳光照射，并伴有痤疮产生，还需要激素的参与。如果在没有痤疮基因的情况下，激素水平升高，并不会患痤疮。遗传规则是复杂的，如果父母一方只有半量痤疮基因，那么她/他很可能在青少年时期不会出现痤疮。如果父母双方都没有患痤疮，这并不意味着没有遗传他们的痤疮基因。如果得到父母双方各一半量的基因，那就得到了一个完整痤疮基因，就会产生痤疮。研究表明，如果一级亲属患有痤疮，则患痤疮的风险是没有痤疮基因者的3.41倍[26]。几乎每个痤疮患者都有阳性家族史，但不是所有的家庭成员都会患痤疮。

2. 饮食

饮食对痤疮有一定影响。研究发现，增加日常膳食20%蛋白质，糖尿病风险增加5%[27]，高蛋白饮食可以引起胰岛素抵抗[28]，牛奶蛋白中的酪蛋白（80%）具有较强的促胰岛素生长因子1（Insulin like growth factor-1, IGF-1）分泌作用，而乳清蛋白（20%）是促胰岛素分泌的主要成分[29]。牛乳中含有多种生长因子：TGF、IGF-1和IGF-2、PDGF、FGF-1和FGF-2，它们刺激了胰岛素β细胞分泌胰岛素，影响痤疮的产生[30]。营养相关的因素也可能在痤疮的发病机制中发挥作用[31]。高饮食血糖指数与脂联素浓度呈负相关[32]，高糖饮食促进了炎症的发生，增加了胰岛素抑制，引起痤疮的发生。酒精可能通过影响免疫系统恶化痤疮[33]。频繁和长期饮酒会抑制免疫系统，进而使细菌生长和繁殖，导致皮肤微生物生态不平衡[34]。痤疮患者含盐食物的摄入量明显高于无痤疮的受试者[35]。茶与痤疮的发病发展存在潜在关系[36]。茶多酚可能有助于减少皮脂分泌，同时也展现出抗菌特性，因此其对痤疮有潜在的治疗作用[37]。摄入更多的垃圾食品（如汉堡、甜甜圈、碳酸饮料等）[38]易导致痤疮，摄入更多的鱼类可以预防中重度痤疮[39]。有研究发现，水果或蔬菜摄入量低会引发痤疮，尤其是女性，地中海饮食中由于含有充足的蔬菜水果以及不饱和脂肪酸，故可以有效改善痤疮的症状。

3. 作息

熬夜影响内分泌系统，增加了雄激素的分泌[40,41]，促进皮脂腺的活性，引起皮脂腺导管异常角化，导致痤疮。熬夜使毛发肌肉收缩，加速皮脂分泌，当皮脂、角质团块等淤积在毛囊口时，就会生成粉刺[42,43]。多数人因熬夜，不按时清洁皮肤直接就寝，导致痤疮[44]。睡眠障碍造成毛孔堵塞，而从脓疱中流出的脓液，如果粘在皮肤上，会损坏皮肤组织[45]。睡眠不足会破坏免疫稳定状态，加重痤疮炎症反应[46,47]。长期熬夜与痤疮的发病、病情加重及病情反复之间有着非常明显的正相关关系[48]，经常熬夜，打破正常的昼夜节律，扰乱细胞的昼夜规律，影响细胞系统功能，促炎、抗炎细胞生长因子结构失衡，诱导了机体的炎症反应。

4.护肤

错误的护肤方式可导致痤疮加重[49]，例如盲目去角质，痤疮患者皮肤出油多，错误且频繁使用去角质产品，使皮肤屏障越用越差，导致皮肤敏感。洗澡时洁面会加重痤疮，使皮肤发红、干燥脱皮，因为高于32 ℃的热水会导致面部皮脂膜被破坏，保湿功能减弱，皮肤失水增加。一天洗脸超过两次，皮脂膜会被破坏，起到反向效果。夏季因为出油多，痤疮患者洁面后仅使用护肤水，没有后续产品将水分锁住，水分快速蒸发会导致皮肤干燥，加重痤疮。因此，在治疗面部痤疮时，配合使用正确的护肤产品，能有效改善皮肤状态，提高疗效。

5.心理

痤疮不仅仅会对患者生理造成影响，而且还会产生不良的心理问题，尤其中重度痤疮患者极为常见[50]。此类心理问题的出现会使患者社会行为发生改变，在抑郁、焦虑、紧张等系列情绪影响下，会使患者人际交流呈现出一定程度下降，表现出自卑心理，使患者呈现出自闭现象，对此合理展开心理护理干预，意义显著。相关研究指出，给予痤疮患者联合护理后，痤疮患者治愈时间为（19.26 ± 3.15）天，明显短于常规护理组（23.54 ± 4.97）天。研究表明，在面部护理基础上，有效实施心理护理策略，能够将患者同医护人员之间沟通加深，加强其针对创伤、疾病的认知，消除不必要的顾虑，避免由于精神过于紧张而使患者治疗受到阻碍[51,52]。

5.3 痤疮治疗与护肤产品现状

5.3.1 痤疮的药物治疗

1.过氧化苯甲酰

过氧化苯甲酰是一种有效的抗菌药物，已被证明不仅可以通过释放自由基杀死痤疮丙酸杆菌，而且还具有轻度的粉刺溶解能力，它有多种浓度（2.5%~10%）和载体（面霜、凝胶、免洗泡沫、短接触泡沫和洁面乳）。虽然单独使用有效，但它经常与外用类维A酸联合使用，可以增强过氧化苯甲酰的有效性[53]。5%过氧化苯甲酰与红霉素、2.5%/3.75%/5%过氧化苯甲酰与克林霉素的搭配使用比单独使用单一药物更有效[54]。过氧化苯甲酰最常见的副作用是浓度依赖性刺激，因此确定载体的耐受性是至关重要的。从配方考虑，微粉化过氧化苯甲酰加入润肤剂中，可以改善皮肤耐受性[55]。过氧化苯甲酰药物对衣物或者毛发具有氧化漂白作用，应尽量避免接触。与其他用于治疗痤疮的抗菌剂不同，过氧化苯甲酰目前尚无针对痤疮丙酸杆菌的耐药性出现。在局部和口服抗生素方案中加入过氧化苯甲酰，已被证明可减少耐药菌株的出现[56]。一种含量6%的过氧化苯甲酰洗面奶被证明不仅可以减少细菌耐药性的发展，还可以减少已经耐药的痤疮丙酸杆菌的数量[57]。

2.抗生素

具有抗痤疮丙酸杆菌和抗炎作用的抗生素可用于痤疮的治疗。常用外用抗生素包括红霉素、林可霉素及其衍生物克林霉素、氯霉素及夫西地酸等[58]。建议口服抗生素的同时，结合使用外用的过氧化苯甲酰凝胶以提高疗效，并减少耐药菌株的产生。使用克林霉素作为单一疗法导致耐药菌株在2个月时就急剧增加，而与5%过氧化苯甲酰凝胶联合使用，则没有出现这种增加的情况。痤疮对红霉素的严重耐药性导致临床疗效随着时间的推移而下降[59]，克林霉素是首选药物。克林霉素和过氧化苯甲酰的几种固定组合是有效的，其中组合的功效被证明比单独使用更有效。由于外用抗生素易诱导痤疮丙酸杆菌产生耐药性，故不推荐作为抗菌药物的首选，不推荐单独或长期使用，建议和过氧化苯甲酰、外用维A酸类或者其他药物联合使用。

3.维生素A类

常用药物包括第一代的全反式维A酸和异维A酸及第三代维A酸药物阿达帕林和他扎罗汀。阿达帕林具有更好的耐受性，通常作为一线选择。维A酸及其衍生物具有抗炎特性，它通过使滤泡角化过度正常化来减少痤疮的形成，它们已被证明能通过皮肤局部给药或口服给药的治疗方案提高疗效[60]。维A酸类药物对现有的粉刺和炎症病变有效，并可预防未来的病变。外用维A酸类药物可作为轻度痤疮的单独一线用药、中度痤疮的联合用药以及痤疮维持治疗的首选。

目前有三种上市活性药物阿达帕林、他扎罗汀和维A酸，上述药物都经过随机、双盲、安慰剂对照试验，证明其有效性和安全性。每种活性成分有几种配方和浓度可供选择：0.025%~0.1%维A酸凝胶和乳霜、0.1%阿达帕林乳液和凝胶、0.3%他扎罗汀乳霜、0.05%~0.1%他扎罗汀乳霜和凝胶。每种维A酸结合不同的维A酸受体组合，导致疗效和耐受性出现差异，也可使用维A酸/克林霉素和阿达帕林/过氧化苯甲酰的固定组合。

外用维A酸类药物最常见的副作用是皮肤刺激，药物使用部位常会出现轻度皮肤刺激反应，如局部红斑、脱屑，出现紧绷和烧灼感，但随着使用时间延长往往可逐渐耐受。副作用可以通过降低药物使用浓度，更换凝胶型为乳霜或乳液以及减少使用频率来减轻，同时使用保湿霜也可减轻皮肤不适感。一般来说，增加维A酸的浓度可以提高疗效，但可能降低耐受性。改进的载体技术在减少维A酸对人体的刺激方面取得了很大进展，其中乳化配方与标准维A酸配方相比，具有更小的刺激[61]。0.05%维A酸洗剂采用聚合乳液技术提高了9岁患者的疗效和耐受性[62]。有许多研究着眼于各种活性浓度和配方，以确定更有效和更耐受的维A酸类药物[63]。

4.其他

20%壬二酸乳霜可温和溶解粉刺，具有抗菌和抗炎功效，它对痤疮引起的色素沉着也有轻微的淡化作用[64]。15%壬二酸可以有效地减少病变数量，具有良好的耐受性，并且有助于治疗痤疮[65]。经过对壬二酸在动物和人类中的安全性的深入评估，研究表明其在怀孕期间使用是安全的。由于它是该患者群体中唯一可用的药物，故认为这可能是它最有益的用途。

5.3.2　痤疮的理化疗法

根据痤疮的治疗指南，除了药物之外，还有诸多临床常用的物理与化学治疗方法，包括光动力、红蓝光、激光与光子治疗、化学剥脱、火针等，以上方法可作为痤疮的辅助疗法，且对痤疮的后遗症效果良好。

火针疗法古称"燔针"，是将特定的针具经加热、烧红后，用快、准、稳等手法刺入腧穴或病变局部，速刺疾出而治疗疾病的一种中医外治方法，兼具针的刺激作用和艾灸的温热作用。临床上，火针疗法对囊肿型痤疮效果良好，中医上解释为火针疗法可以改善痤疮局部血液供应，实现活血解毒，引邪外出，消肿排脓[66]。现代医学机理总结为激发皮肤免疫作用，人为造成的皮肤烫伤可以促进组织修复作用，增加皮损局部的白细胞渗出，增强吞噬细胞功能，促使炎症消退[67]。除了单纯的火针疗法，火针联合其他疗法可以提高痤疮的总有效率，常见的临床应用方法有火针联合内治法（中药汤剂、内服西药）、火针联合外治法（中药面膜、0.1%阿达帕林、红蓝光）、火针联合针灸（拔罐、放血、穴位埋线）等。

光动力疗法是械药结合的新兴治疗手段，光敏剂、光与氧气三者相互作用而产生大量活性单线态氧，其具有细胞毒性，可有效杀伤周围增生活跃的细胞和组织[68]，此疗法适用于不耐受抗生素、维A酸类药物等中重度痤疮患者，改善毛囊角化过度，软化毛囊口，减少局部炎症和痤疮疤痕的形成，促进皮损修复。

红蓝光疗法一直用于面部痤疮的治疗，痤疮丙酸杆菌在代谢过程中会产生内源性的卟啉，在有氧条件下通过蓝光（415纳米）照射，将卟啉激活产生光毒环境，转换成毒性单态氧，迅速杀死痤疮丙酸杆菌，疏通阻塞的毛囊，使皮脂腺恢复正常，防止再次感染[69]。而红光照射能够被皮肤细胞中的线粒体吸收，刺激三磷酸腺苷的产生，使光活化的细胞中纤维母细胞生长因子、真皮中纤维细胞和角蛋白的合成增加，加速皮肤新生组织再生，减缓痤疮疤痕的形成，可作为中重度或重度痤疮在系统药物治疗失败或患者不耐受的情况下的替代疗法[70]。

浅表化学剥脱术主要包括采用果酸、水杨酸及复合酸等，具有降低角质形成细胞的黏着性、加速表皮细胞脱落与更新、刺激真皮胶原合成和组织修复及轻度抗炎作用，减少痤疮皮损同时改善皮肤质地，临床上可用于轻中度痤疮及痤疮后色素沉着的辅助治疗。

激光与光子治疗也可用于痤疮的治疗。多种近红外波长激光如 1320 纳米激光、1450 纳米激光和 1550 纳米激光有助于抑制皮脂腺分泌及抗炎作用，强脉冲光和脉冲染料激光可以帮助炎症性痤疮后期红色印痕消退。非剥脱性点阵激光（1440 纳米激光、1540 纳米激光和 1550 纳米激光）和剥脱性点阵激光（2940 纳米激光、10600 纳米激光）对痤疮疤痕有一定改善作用。临床应用时建议选择使用小光斑、较低能量以及低点阵密度的多次治疗策略。

5.3.3　痤疮与护肤

痤疮的治疗是一个长期的过程，药物治疗对痤疮患者起到重要的作用。另外，是否能够正确进行日常皮肤护理，也将影响痤疮患者的病情及治疗效果。为预防和缓解痤疮症状，痤疮患者易出现病急乱投医的情况，使用一些不安全的祛痘产品，这些产品中可能含有糖皮质激素、角质剥脱剂等成分，长期使用会损害角质层的完整性，抑制角质层脂质合成，导致皮肤屏障受到损害。正确的日常皮肤护理对痤疮的治疗及疗效的巩固起到很大的作用。

1. 痤疮的护肤认知

部分痤疮患者存在认知误区，认为使用化妆水和润肤乳会使皮肤油腻，所以不用护肤品，但过度清洁后不使用护肤品不能及时修护屏障功能受损的皮肤，导致皮肤屏障受损加剧。皮肤清洁的概念不是简单的洗去污垢，清洁不够或清洁过度均会破坏皮肤表面的平衡，加重痤疮[71]。痤疮患者局部受损的角质层及屏障功能使其对于皮肤清洁剂更为敏感，因此，选择合适的面部清洁剂相当重要[72]。理想的清洁剂pH值应为中性或偏酸性，最好是接近角质层生理pH值5.5。含非离子型及硅酮型表面活性成分及保湿剂成分的液体清洁剂刺激性较低，对皮肤屏障功能损伤及局部菌群破坏小，是较理想的选择[73,74]。经常使用香皂、磨砂型洁面乳或者不用清洁用品都是不正确的。洁面用品使用频率一般夏天每天2~3次，冬天每晚用一次即可，超油性皮肤可以适当增加一次。清洁皮肤后使用化妆水可以平衡皮肤表面pH值，以利于皮肤脂膜的修复[75]。痤疮患者皮肤虽然油脂分泌过多，但润肤剂的使用仍然是必要的，尤其是具有控油保湿作用的医学护肤品，可以调节皮脂分泌，溶解角质栓，并能降低皮肤对痤疮治疗药物的刺激反应[76]。痤疮患者选择护肤品时宜选择具有保湿作用的乳液、凝露或啫哩型护肤品，避免使用油包水型的霜，以免增加皮肤油脂量而加重痤疮。

在护肤品选择方面，应以保湿及祛痘为主，若痤疮炎症消退后色素沉着严重，可适当使用淡化色素的护肤品。对于含粉质颗粒的美白类产品，易堵塞毛孔、加重痤疮，除非医学护肤品中的美白产品，否则不推荐痤疮患者使用。痤疮患者缺乏防晒意识，而且不能正确选择防晒品，可能是患者担心防晒用品会增加皮肤油分所致。日光中的紫外线可使皮肤及毛囊口角化过度，从而加重痤疮[77]。另外，痤疮治疗药物中的四环素类及维A酸类都可增加皮肤光敏感性。因此，痤疮患者的防晒尤为重要。痤疮患者宜选水性防晒用品，如以化学防晒剂为主的露型或啫哩型防晒品，这样既可防晒又不增加皮肤的油腻感[78]。

2. 痤疮的护肤品功效

下面介绍痤疮患者如何科学护肤，护肤品针对痤疮人群起到哪些功效作用。

①控油：化妆品中通过添加具有控油效果的物质实现控油，缓解痤疮症状。控油途径一般包括：抑制皮脂腺发育，通过降低MC5-R的蛋白水平（与皮脂腺细胞分化相关），抑制皮脂腺细胞的成熟，降低活性皮脂腺的数量，减少脂质的积累；减少皮脂的分泌，主要是通过抑制5α-还原酶抑制皮脂的分泌；减少皮肤角鲨烯含量。在去除粉刺的产品中应考虑加入控油剂以控制油脂分泌[79]。

②软化角质：一般去除粉刺的产品应考虑同时加入控油剂及角质处理剂，加速角质细胞代谢、剥落表皮细胞，疏通毛囊。α-羟基酸被公认为是痤疮、色素沉着等多种情况下的辅助治疗手段，溶解角质间的构成形物质，使角质层产生脱落。研究表明，4% α-羟基酸联合物理治疗对白头、黑头均有改善作用[80]。另外，β-羟基酸中水杨酸较为常用，它是一种脂溶性物质，可以顺着分泌油脂的皮脂腺渗入毛孔中溶解角质层，但其微溶于水，易溶于酒精，浓度过大的水杨酸接触皮肤容易造成刺激性。人们将水杨酸醇溶液与环糊精、海藻糖、淀粉纳米晶泊洛沙姆混合超声得到超分子水杨酸，降低水杨酸刺激的同时对痤疮患者具有较好的疗效[81]。

③收敛毛孔：皮肤毛孔位于皮肤表面，是毛干和皮肤排泄的出口。皮脂分泌的增加及痤疮会影响毛孔的大小[82]。通过对不同人群进行人体试验，发现毛孔显眼的人经皮水分蒸发量大，皮脂量多，游离的不饱和脂肪酸组成成分相对较高[83]。研究发现，皮脂中的不饱和脂肪酸通过作用于 NMDA 受体引起钙离子（Ca^{2+}）浓度的变化，从而影响表皮角质形成细胞的钙动力学，破坏屏障功能并诱发了异常的滤泡角化，促进炎症性细胞因子的产生，从而影响皮肤状态。通过抑制不饱和脂肪酸信号，增加表皮角化细胞膜阴离子的流入量，降低钙离子浓度，从而减少痤疮发生；另外，还可以抑制角化细胞炎症因子达到收敛毛孔的目的[84,85]。

④抑菌：痤疮丙酸杆菌是诱发痤疮最主要的原因之一[86]。痤疮丙酸杆菌可以激活促肾上腺皮质激素释放激素和促肾上腺皮质激素释放激素受体而使皮脂分泌旺盛。抑制痤疮丙酸杆菌的生长是大多数治疗痤疮的方法。研究表明，多种植物提取物及其有效成分有抑菌功效，如常见的黄连、连翘等[87]。药物治疗中用抗生素来实现抗菌抗炎的作用[88]。功效物质可通过抑制细胞的蛋白质合成从而抑制细菌的生长。张悦等通过实验得到家蝇抗菌肽对痤疮丙酸杆菌具有抑制作用并将其加入到祛痘产品中[89]。研究表明，ZnO 粒径越小，抑菌效果越强，当 ZnO 与柠檬酸质量比为 1∶1 时，抑菌活性最高[90]。另外，有研究表明，痤疮丙酸杆菌有不同基因型，有些对皮肤有益，有些对皮肤有害，未来益生菌和噬菌体疗法有可能成为一种潜在的痤疮治疗手段[91]。周金凤将 0.1% 皮傲宁作为阳性对照，对比中药提取物做抑菌试验，实验表明配方中黄柏、甘草、黄连的添加量依次为 5%、5%、3% 时，具有较好抑菌

效果[92]。Darren Yang等对比3种游离脂肪酸，发现月桂酸对痤疮丙酸杆菌有强烈抑菌效果，但月桂酸水溶性较差，因此将月桂酸脂质化，发现在低浓度下脂质化月桂酸抑菌效果增强[93]。

⑤抗炎：研究表明，痤疮严重程度与炎症损害间存在明显的相关性，蛋白质氧化和脂质过氧化越多痤疮越严重[94]。通过Toll样受体，NOD样受体和NLRP3触发炎症反应会加重炎症[95]。现在的祛痘成分大多通过抑制脂肪酶活性或者抑制炎症介质（如IL-1α、IL-8等）达到抗炎的效果。其中添加中草药物质，利用其抗炎的功效可达到祛痘目的。Yan Li等用小鼠建立耳痤疮模型，探究高、中、低3种不同浓度的益母草总碱对小鼠血清中IL-6等浓度的影响，发现随着益母草总碱含量的增加，IL-6分泌量减小，说明益母草总碱有抗炎作用，能有效缓解痤疮[96]。研究表明，七叶皂苷有抗炎消肿功效，重楼乙醇提取物对金黄色葡萄球菌有良好的抑菌效果，积雪草具有促进创伤愈合及抑制疤痕增生的作用，对痤疮有缓解作用[97,98]。

⑥解决色素沉积：在抑制黑色素形成的过程中，皮肤表面上的巯基与酪氨酸酶中铜离子结合使酪氨酸酶失活，阻止黑色素的形成。除此之外，还可通过以下3种方式达到抑制黑色素沉积的目的：通过阻断α-MSH信号传递阻止黑色素过度生成，从而抑制痘印的形成；竞争性抑制酪氨酸酶的作用；防止紫外UVA对痤疮粉刺部位的伤害而导致黑色素堆积引起的疤痕。万禁禁等用烟酰胺、传明酸等配制美白霜进行美白功效评价，发现该美白霜能够有效抑制黑色素的合成转运，最后达到美白的功效[99]。

综上所述，痤疮患者应正确护理皮肤及选择护肤品，以便能更好地配合药物治疗及维持治疗效果。

5.4 痤疮的治疗方法与临床案例

5.4.1 痤疮的治疗方法

痤疮作为一种好发于青春期的慢性炎症性的损容性皮肤病，给患者的身心健康带来较大的负面影响。对于痤疮的分级治疗，中国痤疮治疗指南（2019修订版）中给出了从口服到外用药物的系统化治疗方案。痤疮治疗除了使用药物外，护肤品和理化疗法也很重要，本节主要针对护肤品对不同分级痤疮的作用整理出一套痤疮实用护理方案（见表5.3）。

对于轻度粉刺，主要是清理+护理，清理包括物理挤出和化学剥脱，护理依靠一些祛痘类的产品，可以起到较好的护理和改善作用，也可以预防复发。对于发红的炎症性丘疹、脓疱、囊肿等，可以采用具有抑制皮脂分泌、抑制有害微生物和抗炎效果的产品进行护理，结节治疗可参考本书第3章瘢痕疙瘩的护理。痤疮（粉刺）中医治疗专家共识中提到的火针疗法，适应证则包括大的粉刺、炎性丘疹、脓疱、结节、囊肿[100]。红蓝光可作为中度痤疮的备用治疗，对于中重度或重度痤疮，结合光动力疗法，通常还要配合口服药物以达到满意的效果。痤疮的治疗常常需要分阶段进行，根据病情的变化，治疗方案也需要调整，因此需要坚持复诊才能产生好的治疗效果。每个病例状况不同，治疗方法也各异，参见具体案例。

表5.3　痤疮实用护理方案

严重程度	轻度（Ⅰ级）	中度（Ⅱ级）	中度（Ⅲ级）	重度（Ⅳ级）
临床表现	粉刺	炎性丘疹	丘疹、脓疱	囊肿
治疗方案	畅通毛孔，祛痘修护产品，化学剥脱	畅通毛孔，祛痘修护产品，红蓝光	畅通毛孔，祛痘修护产品，光动力	畅通毛孔，湿性愈合，祛痘修护产品，光动力
备注	护理过程出现红色痘印，增加舒缓修护精华；出现褐色痘印，增加祛痘淡印乳			

注：祛痘修护产品包括控油水、水杨酸类凝胶、祛痘淡印类凝胶、祛痘修护面膜、祛痘淡印乳。

5.4.2 临床案例

1. 轻度（I级）粉刺的护理

案例1 患者男，13岁，面部闭合性粉刺，形成1年左右。经畅通毛孔、祛痘、舒缓祛红和淡化痘印治疗，结果见图5.1。

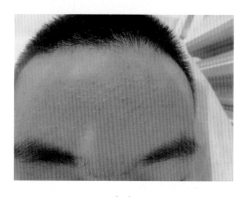
（a）

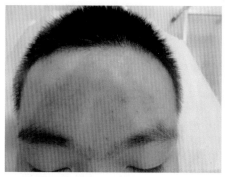
（b）

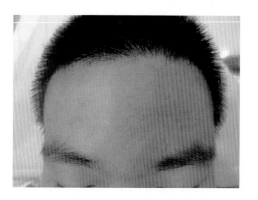
（c）

图5.1 （a）护理方法主要以清除粉刺、畅通毛孔为主，洁面后控油水湿敷，配合紫外线雾化仪热喷打开毛孔，全脸涂水杨酸类凝胶，清洗后进行畅通毛孔处理，处理后敷具有舒缓修护功效的祛痘面膜，一周护理一次，居家坚持使用祛痘产品；（b）治疗一周后粉刺数量明显减少，整体有所改善但红色痘印明显，在原有护理基础上，增加舒缓类精华的使用；（c）继续治疗一周，粉刺和红色痘印均明显改善

　　案例2　患者男，26岁，面部大量粉刺，形成半年左右。经畅通毛孔、祛痘、淡化痘印和修复治疗，结果见图5.2。

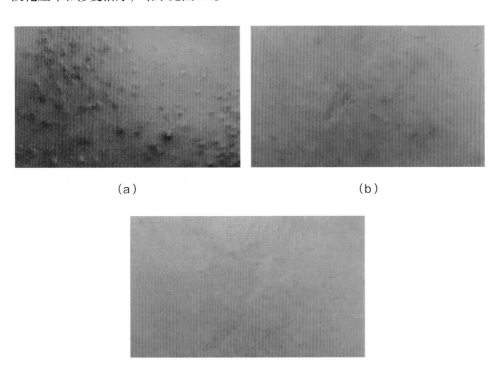

（a）　　　　　　　　　　　　　　　　（b）

（c）

图5.2（a）护理方法主要以清除粉刺、畅通毛孔为主，洁面后控油水湿敷，配合紫外线雾化仪热喷打开毛孔，全脸涂水杨酸类凝胶，清洗后进行畅通毛孔处理，处理后敷具有舒缓修护功效的祛痘面膜，一周护理一次，居家坚持使用祛痘产品；（b）2周后粉刺数量明显减少，开始有色沉产生，增加祛痘淡印类产品的使用；（c）继续治疗1个月，基本无粉刺，也无痘印残留

案例3 患者男，24岁，面部大量粉刺和痘印，形成1年左右。经畅通毛孔、祛痘、淡化痘印和修复治疗，结果见图5.3。

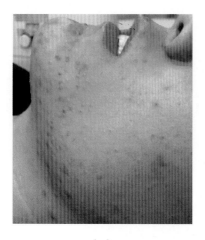

（a）

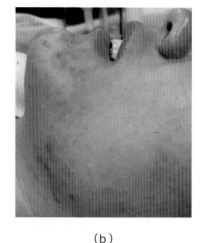

（b）

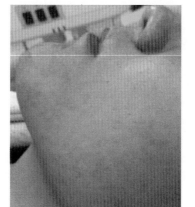

（c）

图5.3 （a）护理方法主要以清除粉刺、淡化色沉为主，洁面后控油水湿敷，配合紫外线雾化仪热喷打开毛孔，全脸涂水杨酸类凝胶，清洗后进行畅通毛孔处理，处理后，用祛痘淡印类产品深度护理，敷具有舒缓修护功效的祛痘面膜，一周护理一次，居家坚持使用祛痘和淡痘印产品；（b）治疗一个月粉刺数量明显减少，有痘印残留；（c）继续治疗一个月，面部无明显可见的粉刺和痘印残留，皮肤光滑、透亮

2. 中度（Ⅱ级）有炎性丘疹的护理

案例1 患者男，28岁，面部丘疹型痘，已形成3年。经畅通毛孔、祛痘、舒缓祛红和修复护理，结果见图5.4。

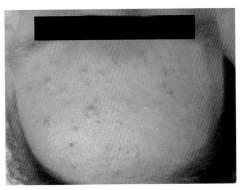

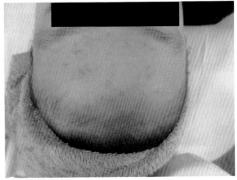

（a）
（b）

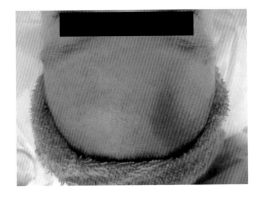

（c）

图5.4 （a）护理方法主要以疏通毛孔和抗炎为主，洁面后控油水湿敷，配合紫外线雾化仪热喷打开毛孔，涂抹祛痘类凝胶，配合红蓝光照射，清洗后进行畅通毛孔处理，用舒缓类精华深度护理，全脸敷水杨酸凝胶，一周护理一次，居家坚持使用祛痘产品；（b）治疗半个月后，丘疹数量明显减少；（c）治疗一个半月后，只剩余少量不明显丘疹

案例2 患者女，31岁，面部粉刺、炎性丘疹伴敏感，形成5年左右。经畅通毛孔、祛痘、舒缓祛红和修复治疗，结果见图5.5。

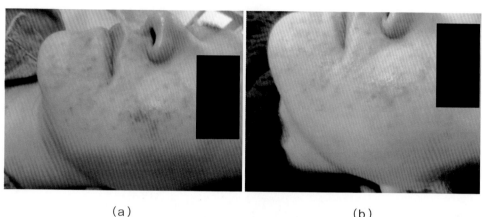

（a） （b）

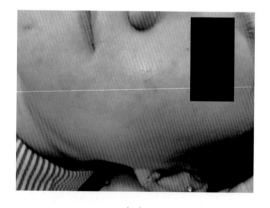

（c）

图5.5（a）护理方法主要以疏通毛孔和抗炎为主，洁面后舒缓水湿敷，涂抹祛痘淡印类产品配合红蓝光照射，清洗后进行畅通毛孔处理，用舒缓类精华深度护理，敷具有舒缓修护功效的祛痘面膜，一周护理一次，居家坚持使用祛痘产品；（b）治疗1个月后，局部的炎性症状明显减轻，粉刺和丘疹减少；（c）治疗3个月后，面部光滑干净，偶尔冒痘

案例3 患者女，28岁，面部炎性丘疹伴敏感，形成3年左右。经畅通毛孔、祛痘、舒缓祛红和修复治疗，结果见图5.6。

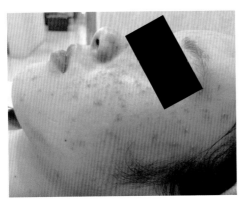

（a）

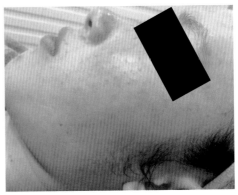

（b）

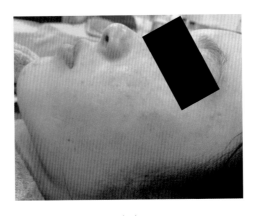

（c）

图5.6 （a）护理方法主要以疏通毛孔和抗炎为主，洁面后舒缓水湿敷，涂抹祛痘淡印类产品，配合红蓝光照射，清洗后进行畅通毛孔处理，用舒缓类精华深度护理，敷具有舒缓修护功效的祛痘面膜，一周护理一次，居家坚持使用祛痘产品；（b）治疗1个月后，丘疹明显减少；（c）治疗3个月后，面部丘疹基本消失，皮肤恢复光滑

3.中度（Ⅲ级）出现脓疱的护理

案例1　患者男，25岁，面部脓疱型痤疮并伴随有红色丘疹，形成8年左右。经畅通毛孔、祛痘、舒缓祛红和修复治疗，结果见图5.7。

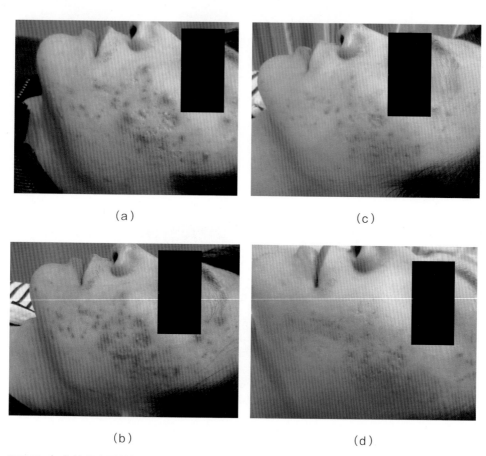

（a）

（c）

（b）

（d）

图5.7 （a）护理主要以畅通毛孔、消除炎症为主，洁面后控油水湿敷，配合紫外线雾化仪热喷打开毛孔，进行畅通毛孔处理，处理后破损部位贴上护理贴，隔离防护和促进愈合，用舒缓类精华深度护理，敷具有舒缓修护功效的祛痘面膜，一周护理一次，居家坚持使用祛痘修护产品；（b）治疗半个月后，较大的痘明显变小，增加祛痘淡印类产品的使用；（c）治疗一个半月后，症状改善明显，无明显可见的脓疱型痤疮；（d）治疗4个月后，获得良好效果

案例2 患者女，28岁，面部闭合性粉刺伴脓疱型痤疮，炎症区敏感，形成半年左右。经畅通毛孔、祛痘、舒缓祛红和修复护理，结果见图5.8。

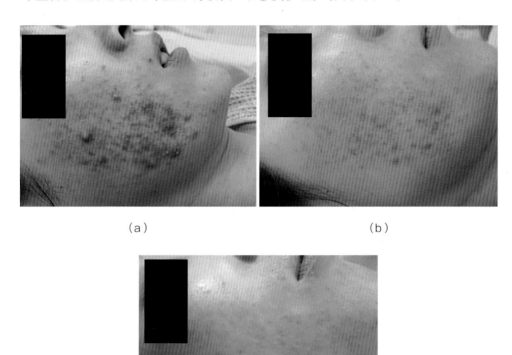

（a）　　　　　　　　　　（b）

（c）

图5.8 （a）护理方法主要以疏通毛孔和抗炎为主，洁面后舒缓水湿敷，涂抹祛痘淡印类产品，配合光动力仪照射，清洗后进行畅通毛孔处理，处理后破损部位贴上护理贴，隔离防护和促进愈合，用舒缓类精华深度护理，敷具有舒缓修护功效的祛痘面膜，一周护理一次，居家坚持使用祛痘修护产品；（b）治疗1个月后，脓疱型痘明显变小，增加祛痘淡印乳的使用；（c）治疗两个半月，效果明显，无明显脓疱，仅剩余少量红色痘印

4.重度（Ⅳ级）有结节囊肿的护理

案例1 患者男，27岁，结节囊肿伴脓疱，有疼痒感。经口服药物、畅通毛孔、隔离促愈合、祛痘、舒缓祛红和修复护理（本部分治疗只针对囊肿，对于结节的治疗可参考本书第3章中疤痕疙瘩的治疗），结果见图5.9。

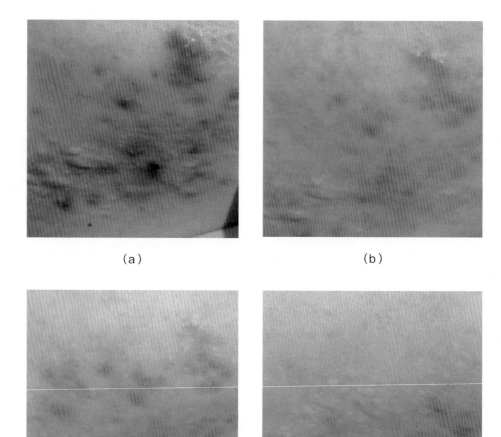

（a）

（b）

（c）

（d）

图5.9 （a）治疗方法主要以口服药物、舒畅毛孔和抗炎为主，口服异维A酸，一天两次，一次10毫克。护理部分：洁面后舒缓水湿敷，涂抹祛痘淡印类产品，配合光动力仪照射，清洗后进行舒畅毛孔处理，处理部位用伤口护理软膏与护理贴进行抗炎与促愈合治疗，其余部位用舒缓类精华深度护理，敷具有舒缓修护功效的祛痘面膜，一周护理一次，居家坚持使用祛痘修护产品；（b）治疗1个月后，囊肿变小，炎症依然明显；（c）治疗3个月，囊肿和脓疱均消退，炎症减小，增加祛痘淡印类产品的使用；（d）治疗6个月后，无囊肿和脓疱，获得良好的效果

案例2　患者男，28岁，下颌部位长脓疱和囊肿，形成2年左右。经口服药物、畅通毛孔、隔离促愈合、祛痘、舒缓祛红和修复护理，结果见图5.10。

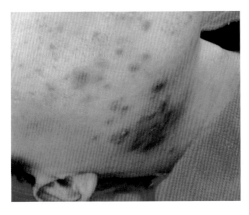

（a）

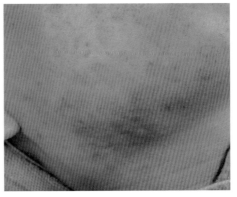

（b）

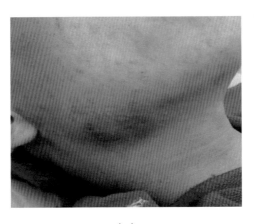

（c）

图5.10　（a）治疗方法主要以口服药物、舒畅毛孔和抗炎为主，口服异维A酸，一天两次，一次10毫克。护理部分：洁面后舒缓水湿敷，涂抹祛痘淡印类产品，配合光动力仪照射，清洗后进行舒畅毛孔处理，处理部位用伤口护理软膏与护理贴进行抗炎与促愈合治疗，其余部位用舒缓类精华深度护理，一周护理一次，居家坚持使用祛痘修复产品；（b）治疗一个半月后，无囊肿和脓疱，增加祛痘淡印类产品的使用；（c）治疗4个月，皮损区基本恢复正常，取得良好效果

5.4.3　痤疮皮肤的长期管理与注意事项

根据痤疮的发病机制、影响因素，对于痤疮皮肤进行长期健康管理，对痤疮的预防和治疗至关重要。痤疮皮肤的长期健康管理需要注意以下事项：

（1）克服美食诱惑，控制好饮食习惯。尽量减少摄入乳制品、碳水化合物、高果糖玉米糖浆、辛辣食物和动物来源的食物，适当补充维生素、矿物质和多不饱和脂肪酸。

（2）养成良好的生活作息习惯，保证充足的睡眠，避免熬夜；适当增加运动，避免便秘；避免长时间日晒，外出做好防晒。

（3）进行科学合理的护肤。首先，选择正规厂家生产的产品，避免非法添加导致皮肤痤疮和敏感的加重；其次，对于已经产生痤疮的皮肤，尽量减少使用彩妆类产品，而对于痤疮的预防，可以适当使用化妆品但需要注意清洁干净，避免残留；正确选择保湿、控油和防晒的产品，避免洁面产品长时间驻留皮肤。

（4）注意心理疏导，减轻或消除焦虑、紧张、抑郁等不良的情绪，保持心情舒畅。

参考文献

[1] 徐春艳, 李占辉. 别让孩子"痘"留在青春里[J]. 健康博览, 2023, (6): 16~17.

[2] 鞠强. 痤疮: 皮肤科医师熟悉而又陌生的疾病[J]. 皮肤科学通报, 2022, 39 (1): 1~2.

[3] Heng A H S, Chew F T. Systematic review of the epidemiology of acne vulgaris[J]. Scientific Reports, 2020, 10 (1): 5754.

[4] 马来记, 杨素珍. 皮肤微生态[M]. 北京: 化学工业出版社, 2021.

[5] Haddad C E, Gerbaka N E, Hallit S, et al. Association between exposure to ambient air pollution and occurrence of inflammatory acne in the adult population[J]. BMC Public Health, 2021, 21 (1):1664.

[6] 何陵玲, 张毅, 龚秋君, 等. 痤疮的机理症状及祛痘型护肤品功效类型[J]. 日用化学工业, 2020, 50 (5): 336~342.

[7] 万静, 彭蕾蕾, 王英夫. 红光照射治疗中度寻常痤疮的疗效观察[J]. 现代医学, 2015, 43 (2): 144~146.

[8] Danby F W. Acne: causes and practical management[M]. USA: Wiley Blackwell, 2015.

[9] Sun X R, Liu Z H, Huang A W, et al. The mechanism of acne and research progress of medicine

treatment[J]. China Pharmacy, 2017, 28 (20): 2868~2871.

[10] Dai X Y, Mo Z Y, Gao A L, et al. The function of NRF2 pathway and autophagy induced by tea polyphenols in the pathogenesis of acne[J]. Chinese Journal of Laser Medicine & Surgery, 2018, 27 (2): 79.

[11] 孟宏. 痤疮形成机理及祛痘产品开发和临床实验[J]. 中国化妆品, 2010 (7): 71~74.

[12] 陈佳莲. 关于痤疮的美容与护理[C], 全国中西医结合皮肤性病学术年会, 2017.

[13] Lu B. Skin impair severity in spring, the market of anti-acne product has enormous potential[J]. China Cosmetics, 2018 (3): 52~59.

[14] Song Y, Dong Y M, Wang Y S. Progress in functional components on eliminating of acne[J]. Journal of Beijing Technology and Business University (Natural Science Edition), 2008, (6): 13~17.

[15] Byrd A L, Belkaid Y, Segre J A. The human skin microbiome[J]. Nature Reviews Microbiology, 2018, 16 (9): 1177~1179.

[16] Cui L, Jia Y, Cheng Z W, et al. Advancement in maintaining skin barrier-secretion and composition of lipid[J]. The Chinese Journal of Dermatovenereology, 2016, 30 (6): 640~643.

[17] 郑媛, 安丽, 仇杰, 等. NOD1 和 NOD2 介导的信号通路研究进展[J]. 中国医药科学, 2015, 5 (23): 49~52.

[18] 杨乐妍, 张翰林, 唐珂韵, 等. 玫瑰痤疮的发病机制、合并症及相关研究进展[J]. 中国美容医学, 2022, 31 (10): 187~190.

[19] 北京中西医结合学会医学美容专业委员会, 赵俊英. 中西医结合痤疮诊治专家共识[J]. 实用皮肤病学杂志, 2021, 14 (5): 257~260.

[20] 张成勤, 侯中玉, 谭乐成, 等. 痤疮的病因及治疗进展[J]. 山东医药, 2008, 48 (15): 113~114.

[21] 赖慧颖, 陆凌怡, 鞠强. SAPHO 综合征研究进展[J]. 实用皮肤病学杂志, 2016, 9 (4): 256~258.

[22] 中国反常性痤疮/化脓性汗腺炎诊疗专家共识制订小组. 中国反常性痤疮/化脓性汗腺炎诊疗专家共识(2021 版)[J]. 中华皮肤科杂志, 2021, 54 (2): 97~104.

[23] 张颂楠, 毕新岭, 顾军. 聚合性痤疮的中医及中西医结合治疗进展[J]. 中国中西医结合皮肤性病学杂志, 2015, 14 (5): 330~332.

[24] 中华医学会医学美学与美容学分会激光美容学组, 中华医学会皮肤性病学分会美容激光学组, 中国医师协会美容与整形医师分会激光学组. 中国痤疮疤痕治疗专家共识(2021)[J]. 中华皮肤科杂志, 2021, 54 (9): 747~756.

[25] 王萍, 张芃. 损容性皮肤病中西医特色疗法[M]. 北京: 人民军医出版社, 2008: 154~155.

[26] Di Landro A, Cazzaniga S, Parazzini F, et al. Family history, body mass index, selected dietary factors, menstrual history, and risk of moderate to severe acne in adolescents and young adults[J]. Journal of the American Academy of Dermatology, 2012, 67 (6): 1129~1135.

[27] Wang E T, Koning L D, Kanaya A M. Higher protein intake is associated with diabetes risk in South Asian Indians: the metabolic syndrome and atherosclerosis in South Asians Living in

America study[J]. Journal of the American College of Nutrition, 2010, 29 (2):130~135.

[28] 佘远红, 殷璐, 丁叶. 大鼠孕期和哺乳期高蛋白饮食对子代代谢相关激素的影响 [J]. 南京医科大学学报 (自然科学版), 2017, 37 (7): 31~35.

[29] 童星, 董加毅, 邬志薇, 等. 乳清蛋白通过抗氧化作用改善模型大鼠的胰岛素抵抗 [J]. 卫生研究 , 2011, 40 (5): 617~619.

[30] Melnik B C, John S M, Schmitz G. Over-stimulation of insulin/IGF-1 signaling by western diet may promote diseases of civilization: lessons learnt from Laron syndrome[J]. Nutrition & Metabolism, 2011, 8 (1): 41.

[31] Smith R N, Mann N J, Braue A, et al. A low-glycemic-load diet improves symptoms in acne vulgaris patients: a randomized controlled trial[J]. The American Journal of Clinical Nutrition, 2007, 86 (1):107~115.

[32] Çerman A A, Aktaş E, Altunay İ K, et al. Dietary glycemic factors, insulin resistance, and adiponectin levels in acne vulgaris[J]. Joural of the American Academy of Dermatology, 2016, 75 (1): 155~162.

[33] 肖青青, 高尚璞, 宋瑜. 饮食在痤疮发病中的研究进展 [J]. 世界最新医学信息文摘, 2019, 19 (92): 92~93.

[34] Smith K E, Fenske N A. Cutaneous manifestations of alcohol abuse[J]. Journal of the American Academy of Dermatology, 2000, 43 (1 Pt 1): 0~18.

[35] El Darouti M A, Zeid O A, Abdel Halim D M, et al. Salty and spicy food; are they involved in the pathogenesis of acne vulgaris? A case controlled study[J]. Journal of Cosmetic Dermatology, 2016, 15 (2): 145~149.

[36] Karadağ A S, Balta L, Saricaoğlu H, et al. The effect of personal, familial, and environmental characteristics on acne vulgaris: a prospective, multicenter, case controlled study from Turkey[J]. G Ital Dermatol Venereol, 2019, 154 (2): 177~185.

[37] Saric S, NotayM, Sivamani R. Green tea and other tea polyphenols: effects on sebum production and acne vulgaris[J]. Antioxidants, 2017, 6 (1): 2.

[38] Jung J Y, Yoon M Y, Min S U, et al. The influence of dietary patterns on acne vulgaris in Koreans[J]. European Journal of Dermatology, 2010, 20 (6): 768~772.

[39] Di Landro A, Cazzaniga S, Parazzini F, et al. Family history, body mass index, selected dietary factors, menstrual history, and risk of moderate to severe acne in adolescents and young adults[J]. Journal of the American Academy of Dermatology, 2012, 67 (6): 1129~1135.

[40] 王娜, 刘涛, 林艺婷, 等. 青少年熬夜引起痤疮发病相关性研究进展 [J]. 中国医疗美容, 2023, 13 (6): 85~88.

[41] 吴波, 邵晓珊, 吴文锦, 等. 青少年痤疮患者雄激素受体水平、雄激素受体基因 CAG 多态性的研究 [J]. 贵州医药, 2014, 38 (7): 583~586.

[42] Li X, He C, Chen Z, et al. A review of the role of sebum in the mechanism of acne pathogenesis[J]. Journal of Cosmetic Dermatology, 2017, 16 (2): 168~173.

[43] 鞠强, 夏隆庆. 皮脂腺与痤疮[J]. 中国医学科学院学报, 2007, (2): 124~126.

[44] Gold M, Ablon G, Andriessen A, et al. Facial cleansing with a sonic brush-A review of the literature and current recommendations[J]. Journal of Cosmetic Dermatology, 2019, 18 (3): 686~691.

[45] Ni Y, Wu L, Jiang J. Late-night eating-induced physiological dysregulation and circadian misalignment are accompanied by microbial dysbiosis[J]. Molecular Nutrition & Food Research, 2019, 63 (24): e1900867.

[46] Hanan-Leena K. IL-17/Th17 pathway is activated in acne lesion[J]. Plos One, 2014, 9 (8): e105238.

[47] Bollinger T, Bollinger A, Skrum L, et al. Sleep-dependent activity of T cells and regulatory T cells[J]. Clinical and Experimental Immunology, 2009, 155 (2): 231~238.

[48] 项蕾红. 中国痤疮治疗指南 (2014 修订版)[J]. 临床皮肤科杂志, 2015, 44 (1): 52~57.

[49] 黄青. 正确护肤治愈痤疮[J]. 家庭医学: 下半月, 2017 (4): 22~23.

[50] 李婧. 皮肤美容护理结合外用药物治疗寻常痤疮的效果分析[J]. 中国保健营养, 2019, 29 (26): 205.

[51] 杨哲. 心理干预结合面部护理对寻常型痤疮患者护理效果及情绪状态的影响[J]. 中国民康医学, 2019, 31 (5): 164~166.

[52] 谢四荣. 心理护理干预结合面部护理对寻常型痤疮患者护理效果及负性情绪的影响分析[J]. 中外医疗, 2021, 40 (33): 104~107.

[53] Del Rosso J. Study results of benzoyl peroxide 5%/clindamycin 1% gel, adapalene 0.1% gel, and use in combination for acne vulgaris[J]. Journal of Drugs in Dermatology, 2007, 6 (6): 616~622.

[54] Pariser D, Rich P, Cook-Bolden F, et al. An aqueous gel fixed combination of clindamycin phosphate 1.2% and benzoyl peroxide 3.75% for the once daily treatment of moderate to severe acne[J]. Journal of Drugs in Dermatology, 2014, 13 (9): 1083~1089.

[55] Tanghetti E, Popp K. A current review of topical benzoyl peroxide: new perspectives on formulation and utilization[J]. Dermatologic Clinics, 2009, 27 (1): 17~24.

[56] Cunliffe W, Holland K, Bojar R, et al. A randomized, double-blind comparison of a clindamycin phosphate/benzoyl peroxide gel formulation and amatching clindamycin gel with respect to microbiologic activity and clinical efficacyin the topical treatment of acne vulgaris[J]. Clinical Therapeutics, 2002, 24 (7): 1117~1133.

[57] Leyden J. Antibiotic resistant Propionibacterium acnes suppressed by a benzoyl peroxide cleanser 6%[J]. Cutis, 2008, 82 (6): 417~421.

[58] Mills O, Thornsberry C, Cardin C, et al. Bacterial resistance and therapeutic outcome following three months of topical acne therapy with 2% erythromycin gel versus its vehicle[J]. Acta Dermato-Venereologica, 2002, 82 (4): 260~265.

[59] Simonart T, Dramaix M. Treatment of acne with topical antibiotics: lessons from clinical studies[J]. British Journal of Dermatology, 2005, 153 (2): 395~403.

[60] Gollnick H, Cunliffe W, Berson D, et al. Global alliance to improve outcomes in acne. Management of acne: a report from a global alliance to improve outcomes in acne[J]. Journal of the American Academy of Dermatology, 2003, 49 (suppl 1): S1~S37.

[61] Del Rosso J. The role of the vehicle in combination acne therapy[J]. Cutis, 2005, 76 (suppl 2): 15~18.

[62] Tyring S, Kircik L, Pariser D, et al. Novel tretinoin 0.05% lotion for the once daily treatment of moderate-to-severe acne vulgaris: assessment of efficacy and safety in patients aged 9 and older[J]. Journal of Drugs in Dermatology, 2018, 17 (1): 602~609.

[63] Webster G, Berson D, Stein L, et al. Efficacy and tolerability of once-daily tazarotene 0.1% gel versus once-daily tretinoin 0.025% gel in the treatment of facial acne vulgaris: a randomized trial[J]. Cutis, 2001, 67 (6): 4~9.

[64] Kircik L. Efficacy and safety of azelaic acid (AzA) gel 15% in the treatment of post-inflammatory hyperpigmentation and acne: a 16 week, baselinecontrolled study[J]. Journal of Drugs in Dermatology, 2011, 10 (6): 586~590.

[65] Hoffman L, Del Rosso J, Kircik L. The efficacy and safety of azelaic acid 15% foam in the treatment of truncal acne vulgaris[J]. Journal of Drugs in Dermatology, 2017, 16 (6): 534~838.

[66] 董冬香, 钱晓莺, 赵春华, 等. 化痰散结法联合火针疗法治疗囊肿型痤疮临床研究[J]. 新中医, 2023, 55 (15): 121~126.

[67] 林继业, 赖梅生. 火针疗法的机制与其治疗痤疮研究进展[J]. 现代中西医结合杂志, 2012, 21 (28): 3181~3182.

[68] 唐清宁. 光动力治疗非肿瘤性皮肤病的研究进展[J]. 中国冶金工业医学杂志, 2023, 40 (5): 513~515.

[69] 李静红, 陈晓红, 俞雲珍. 红蓝光治疗仪联合水杨酸治疗面部痤疮的效果[J]. 医疗装备, 2023, 36 (16): 66~68.

[70] 鞠强. 中国痤疮治疗指南 (2019 修订版)[J]. 临床皮肤科杂志, 2019, 48 (9): 583~588.

[71] Feldman S, Careceia R E, Barham K L, et al. Diagnosis and treatment of acne[J]. American Family Physician, 2004, 69 (9): 2123~2130.

[72] Bikowski J. The use of cleansers as therapeutic concomitants in various dermatologic disorders[J]. Cutis, 2001, 68 (5): 12~19.

[73] 刘枢贤, 陈影, 胡月新, 等. 祛痘类化妆品研发与备案功效评价的医学分析[J]. 香料香精化妆品, 2023, (1): 107~115.

[74] 潘敏, 朱文元, 骆丹. 皮肤清洁剂[J]. 临床皮肤科杂志, 2008, 37 (n7): 475~476.

[75] 贺孟泉. 美容化妆品学[M]. 北京: 人民卫生出版社, 2002.

[76] 黄姗姗, 李利, 何黎. 医学护肤品在皮肤科的应用[J]. 皮肤病与性病, 2008, 30 (3): 13~14.

[77] Mills O H J, Kligman A M. Acne aestivalis[J]. Arch Dermatol, 1975, 111 (7): 891~892.

[78] 齐显龙, 高剑, 刘岚, 等. 护肤品咨询系列讲座 (五): 防晒护肤品介绍及建议[J]. 中国美容医学, 2009, 18 (4): 553~554.

[79] Zhu J L, Guang F. The formula design of anti-acne product[J]. China Cosmetics Review, 2006, (7): 74~77.

[80] Kim S J, Baek J H, Koh J S, et al. The effect of physically applied alpha hydroxyl acids on the skin pore and comedone[J]. International Journal of Cosmetic Science, 2015, 37 (5): 519~525.

[81] Deng Y, Yang H Q, Du Y. Clinical effect of supramolecular salicylic acid combined with traditional chinese medicine mask on mild to moderate acne vulgaris[J]. Journal of Military Surgeon in Southwest China, 2019, 21 (1): 16~19.

[82] Kim B Y, Choi J W, Park K C, et al. Sebum, acne, skin elasticity, and gender difference-which is the major influencing factor for facial pores[J]. Skin Research and Technology, 2013, 19 (1): 45~53.

[83] Toshii I, Maki K, Mikoko K, et al. Glycylglycine decreases the size of enlarged facial pores and improves the appearance[C]. The 8th Chinese Cosmetic Symposium collected Papers, Beijing: China Association of Fragrance Flavor and Cosmetic Industries, 2010.

[84] Yuji K, Iida T, Inomata S, et al. Unsaturated fatty acids induce calcium influx into keratinocytes and cause abnormal differentiation of epidermis[J]. Journal of Investigative Dermatology, 2005, 124 (5): 1008~1013.

[85] Katsuta Y, Iida T, Hasegawa K, et al. Function of oleic acid on epidermal barrier and calcium influx into keratinocytes is associated with N-methyl d-aspartate-type glutamate receptors[J]. The British Journal of Dermatology, 2009, 160 (1): 69~74.

[86] Ma Y, Gong H P, Shen M Q, et al. Study on anti-propionibacterium acne effective parts of sweet potato vines extracts[J]. Chinese Journal Modern Applied Pharmact, 2019, 36 (7): 824~828.

[87] Qi Y H, Wu D, Wang Y Q. The research progress of acne treatment[J]. Asia-Pacific Tradtional Medicine, 2013, 9 (9): 54~55.

[88] Xiang L H. China acne treatment guide (2014 review)[J]. Journal of Clinical Dermatology, 2015, 44 (1): 52~57.

[89] Zhang Y, Jiang L, Wang D Y, et al. Evaluation and product development of de-acne efficacy of antimicrobial peptide extracted from housefly (musca domestica)[J]. China Surfactant Detergent & Cosmetics, 2011, 41 (6): 438~440.

[90] Bae J Y, Park S N. Evaluation of anti-microbial activities of ZnO, citric acid and a mixture of both against Propionibacterium acnes[J]. International Journal of Cosmetic Science, 2016, 38 (6): 550~557.

[91] Barnard E, Shi B C, Kang D Z, et al. The balance of metagenomic elements shapes the skin microbiome in acne and health[J]. Scientific Reports, 2016, 6 (1): 39491.

[92] Zhou J F. The screening and application research of traditional Chinese medicine extraction with antimicrobial effect[D]. Kunming: Yunnan University of Traditional Chinese Medicine, 2015.

[93] Yang D, Pornpattananangkul D, Nakatsuji T, et al. The antimicrobial activity of liposomallauric acids against Propionibacterium acnes[J]. Biomaterials, 2009, 30 (30): 6035~6040.

[94] Ozturk P, Ergul K B, Neslihan D, et al. The activity of adenosine deaminase and oxidative stress

biomarkers in scraping samples of acne lesions[J]. Journal of Cosmetic Dermatology, 2012, 11 (4): 323~328.

[95] Ma Y, Chen Y, Liu Y, et al. Effects of 5-aminolevulinic acid photodynamic therapy on TLRs in acne lesions and keratinocytes cocultured with P. acnes[J]. Photodiagnosis & Photodynamic Therapy, 2016, 15: 172~181.

[96] Li Y, Xi P, Wang T, et al. Effect of total alkali in Leonuri Herba on rat ear acne model of serum IL-6 level, thymus and spleen tissue morphology[J]. Saudi Journal of Biological Sciences, 2017, 24 (3): 718~723.

[97] 周欣华, 何亦红, 沙文娜, 等. 水凝胶敷料联合复方七叶皂苷钠凝胶用于机械性静脉炎护理中的疗效观察 [J]. 中国现代医生, 2017, 55 (1): 138~141.

[98] 林琛, 王斌, 刘巨钊, 等. 积雪草化学成分和药理作用研究进展及其质量标志物预测分析 [J]. 中医药信息, 2023, 40 (8): 70~77.

[99] Wan J J, Liu R Y, Leng Q Y, et al. Preparation and efficacy evaluation of a human-skin whitening cream[J]. China Surfactant Detergent & Cosemetics, 2017, 47 (9): 512~516.

[100] 王玮蓁, 曾宪玉. 痤疮(粉刺)中医治疗专家共识[J]. 中国中西医结合皮肤性病学杂志, 2017, 16 (4): 382~384.